PROGRAMME D'HYGIENE

DES EUROPÉENS

DANS

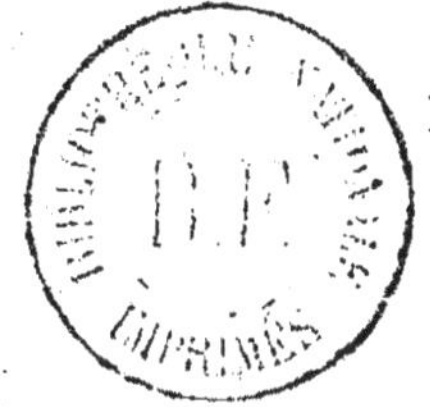

L'ISTHME DE PANAMA

PROGRAMME D'HYGIÈNE

DÉS EUROPÉENS

DANS

L'ISTHME DE PANAMA

PAR

Le Dr GIRERD

CHEF DU SERVICE CHIRURGICAL DE L'HOPITAL CENTRAL DE PANAMA
EX-CHIRURGIEN DES HOPITAUX DE CONSTANTINOPLE
MEMBRE CORRESPONDANT
DE L'ACADÉMIE DE MÉDECINE ET DE CHIRURGIE DE NAPLES,
DE CELLE DE CONSTANTINOPLE,
DE LA SOCIÉTÉ FRANÇAISE D'HYGIÈNE, ETC , ETC.

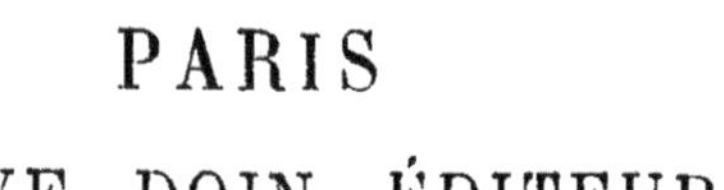

PARIS

OCTAVE DOIN, ÉDITEUR

8, PLACE DE L'ODÉON, 8

1884

Le travail tout à fait élémentaire, que je
publie aujourd'hui, avait été primitivement
conçu sous un plan beaucoup plus vaste et
plus complet. Un agent supérieur de la Compagnie du canal interocéanique m'en avait
inspiré l'idée, et je l'entrepris tout d'abord en
collaboration avec mon distingué collègue
et ami, le Dr Vernial ; un certain nombre
de ses notes ont été mises à profit dans la
première partie de ce livre. Le départ im-
prévu de mon collègue, mes occupations
nombreuses résultant des soins à donner
aux malades de la Compagnie, mes recherches sur le paludisme et la fièvre jaune,
m'ont obligé à restreindre considérablement le cadre de l'ouvrage.

J'ai pensé, toutefois, que mes notes,
bien qu'insuffisantes et incomplètes, pourraient être utiles aux étrangers qui vien-

nent à Panama participer aux travaux du canal.

Beaucoup d'entre eux, en effet, sous ces climats, compromettent leur santé par des écarts de régime, et des manquements aux règles de l'hygiène.

Sous les tropiques, la chaleur intense et la grande luminosité qui font surgir de partout une végétation luxuriante, sont, en même temps, des causes puissantes d'insalubrité. L'hygiène, heureusement, vient à notre secours, et nous permet presque toujours de les écarter, ou tout au moins de les atténuer.

Dans une première partie, j'ai fait connaître l'action physiologique du climat torride sur l'homme. Dans une seconde partie, j'ai indiqué les influences pathogéniques et les conditions de l'acclimatation.

Ces notions nous conduisent, tout naturellement, à étudier les règles qu'il est bon d'adopter pour se préserver des maladies qu'engendrent les climats à température élevée.

Je serai heureux si ce modeste travail peut aider à divulguer les notions que l'expérience m'a permis d'acquérir.

Puissé-je parvenir à montrer aux nombreux étrangers que le percement de l'isthme de Panama attire sous un climat torride, les moyens de conserver leur santé, ou, tout au moins, de s'acclimater.

PREMIÈRE PARTIE

DE L'ACTION PHYSIOLOGIQUE DU CLIMAT TORRIDE SUR L'HOMME

CHAPITRE PREMIER.

Modifications de l'organisme dues à l'élévation de la température.

§ 1.

Exhalation cutanée.

Un des premiers phénomènes physiologiques qui frappera l'individu habitant une région froide ou tempérée et transporté brusquement dans un pays à température élevée, sera l'abondance anormale de la transpiration cutanée. A peine dans ce nouveau milieu, il s'apercevra qu'à la moindre fatigue, sous l'effet du plus simple effort, souvent même pendant le repos, le corps se couvre d'une sueur profuse et abondante.

Cette activité ou cette augmentation des fonctions de la peau entraîne après elle de nombreuses et importantes modifications dans les autres appareils physiologiques.

Examinons donc, tout d'abord, le rôle de la sécrétion cutanée, voyons pourquoi elle s'exagère dans de certaines conditions, et nous arriverons à ses conséquences au point de vue des modifications de l'organisme.

La peau a deux rôles importants à remplir : le premier, c'est de recueillir, grâce aux papilles nerveuses, les impressions tactiles ; le second, c'est de servir, pour ainsi dire, d'émonctoire à une partie des liquides et des gaz qui doivent être rejetés au dehors, comme produits ultimes des métamorphoses de la nutrition ; elle concourt ainsi à la dépuration du sang et au maintien de l'équilibre de la température. Nous n'avons à nous occuper que de ce dernier rôle de la peau qui, seul, se trouve exagéré dans les pays chauds.

Il se fait constamment, à la surface de la peau, une exhalation qui se dépose sous forme de gouttes d'eau et qu'on appelle la sueur. Cette eau s'évapore, et passant de l'état liquide à l'état gazeux, elle absorbe une certaine quantité de calorique pour effectuer ce changement moléculaire ; de là une source d'abaissement de la température autour de la peau. Cette quantité d'eau, ainsi évaporée, a été évaluée, en moyenne, pendant les vingt-quatre heures, à mille grammes, d'après les expériences de Lavoisier et Séguin ; dans les pays chauds elle double ou triple.

Cette différence dans la quantité d'évaporation dépend de l'état atmosphérique : un air chaud et sec l'augmentera, tandis qu'un air déjà saturé d'humidité la diminuera. Il en est de même de l'influence de la pression atmosphérique : plus celle-ci diminue plus grande est l'exhalation cutanée, et inversement. L'état électrique de l'atmosphère amène des effets analogues : on sue abondamment à l'approche des grands orages.

L'exhalation cutanée est en relation directe avec une autre sécrétion, la sécrétion urinaire.

Cette dernière fonction a, de même que la première, pour but d'éliminer de l'organisme les liquides qui y sont en excès ; quand la transpiration est abondante, que par conséquent la quantité d'eau éliminée par les pores de la peau est considérable, les urines diminuent en proportion directe.

Ces deux fonctions se suppléent l'une l'autre, et d'ailleurs l'analogie de ces deux sécrétions est confirmée par leur composition chimique. Funke a trouvé, dans la sueur, de l'urée en proportion de 0,83 pour 100 ; les éléments constitutifs sont de même nature et ne varient que dans les quantités relatives.

En dehors de sa partie liquide la transpiration cutanée contient une partie gazeuse ; celle-ci est composée d'acide carbonique, comme l'ont démontré les expériences de Spallanzani ; et suivant Collard de Martigny, d'azote en quantité variable, et parfois d'hydrogène.

Nous trouvons également là une corrélation entre les fonctions de la peau et celles de la respiration.

En outre, par la combustion des matériaux de calorification, combustion dont le terme extrême est l'acide carbonique, la peau tend à abaisser la température du corps.

Dans les pays chauds, où l'air est raréfié, les mouvements respiratoires sont plus lents, d'où il suit que moins de calorique se dégage par les poumons : la transpiration cutanée enlève tout cet excédent de calorique que fournit la respiration.

Cette fonction respiratoire de la peau est si importante que si, pour une cause ou une autre, elle se trouve tout d'un coup supprimée, les désordres les plus graves se produisent dans l'organisme, et la mort peut survenir par asphyxie.

M. Bouley a fait cette expérimentation sur des chevaux en recouvrant d'enduits imperméables leur peau rasée au préalable ; la mort est toujours survenue, après un temps variable, et l'autopsie a parfaitement prouvé les symptômes de l'asphyxie.

La sécrétion des follicules sébacés de la peau est aussi suractivée par la température élevée. La surface cutanée est luisante et comme huileuse ; cette hypersécrétion sert probablement à diminuer l'action du soleil sur la peau, tout en enlevant à l'organisme, par l'élimination de substances grasses, des matériaux de calorification intérieure.

Cette stimulation si active du tissu cutané détermine souvent une éruption superficielle de vésicules très petites, laissant suinter par la pression une gouttelette de liquide. Cette éruption, appelée *échauboulure*, dans les pays chauds, occupe de préférence le pli des articulations; cependant on peut l'observer souvent dans toutes les autres parties du corps. Elle est extrêmement incommode, douloureuse même quelquefois par les picotements soudains qu'elle provoque et qui font tressaillir, comme si on était piqué par des épingles.

D'après tout ce qui précède, il est facile de se rendre compte des modifications fonctionnelles que doit subir la peau sous l'influence d'une température élevée.

La transpiration deviendra abondante, et cette hypersécrétion est nécessaire. « C'est un axiome hygiénique dans les colonies, dit Rufz dans ses études statistiques et historiques sur la population de la Martinique, que, pour bien se porter, il faut bien transpirer. »

Par cette évaporation continuelle, la température du corps pourra lutter contre les influences extérieures et se maintenir invariable, à environ 37°; l'exhalation des corps gazeux augmentera également et débarrassera l'organisme des matériaux de combustion, en les transformant en acide carbonique.

Mais, comme conséquence du développement de ces fonctions, les urines deviendront plus rares, et les mouvements respiratoires plus lents; nous le verrons, du reste, dans un autre chapitre.

§ 2.

Coloration de la peau.

Sous l'influence persistante des rayons d'un soleil brûlant, la couche pigmentaire de la peau se développe et celle-ci tend à prendre une nuance de plus en plus foncée.

Cette coloration se produit d'ailleurs, même dans les pays à climat tempéré, pendant l'été, et disparaît pendant l'hiver.

Cette tendance à la coloration noire du tégument externe ne se manifeste pas seulement chez l'homme, mais chez tous les animaux; et, si nous considérons la question d'une façon plus générale, nous en trouverons peut-être l'explication. Dans les régions glaciales, les animaux ont, presque tous, la fourrure blanche, et les animaux d'une même espèce, ayant les poils noirs ou de diverses couleurs dans les climats chauds ou tempérés, deviennent blancs dans les régions polaires : tels sont les ours, les renards, les loups, etc.

Or, au point de vue physique, la couleur blanche n'absorbe pas les rayons solaires, et n'a pas de propriété diffusible. Un corps renfermé dans une enveloppe blanche, conserve sa chaleur propre plus longtemps que s'il était recouvert d'une couleur noire : aussi, le pelage blanc des animaux polaires leur sert-il à maintenir le foyer de chaleur interne, sans laisser perdre aucun rayon calorifique par le rayonnement. La couleur noire a des propriétés physiques et chimiques diamétralement opposées à celles du blanc : donc, le noir laissera rayonner la chaleur interne, et sera par cela même une source de déperdition de calorique.

L'homme est soumis aux mêmes lois organiques et physiologiques que tous les autres animaux, et les lois naturelles de ces derniers s'appliquent également à lui. On trouve une preuve de cette explication relative à la coloration de la peau, dans ce fait que cette coloration noire est surtout développée chez les peuples primitifs, où une civilisation raffinée n'a pas encore pénétré et qui ne connaissent pas, comme l'homme arrivé à un plus haut degré de perfection, les moyens artificiels propres à lutter contre les effets de la température.

L'homme intelligent, par des vêtements savamment choisis, par des précautions hygiéniques, peut résister aux effets nuisibles d'un soleil ardent ; l'homme primitif, au contraire, vit généralement nu ou incomplètement couvert, et il laisse à la nature seule le soin de lui fournir le moyen d'affronter les influences extérieures ; et celle-ci, soucieuse de la conservation de l'espèce, modifie l'organisme selon ses besoins « pour l'existence ». Elle donne aux peuples du Nord une coloration blanche, aux habitants des pays chauds un tégument noir.

D'où nous pouvons conclure que la coloration noire de la peau, dans les pays chauds, devient une nécessité physiologique.

§ 3.

Respiration.

Nous avons déjà vu que, sous l'influence d'une température élevée, il se produit une diminution dans le nombre des mouvements respiratoires ; la quantité d'acide carbonique exhalée par la respiration est plus faible ; il y a, par conséquent, une combustion moindre des matériaux de calorification. Nous savons aussi que la peau supplée à cette diminution de fonction.

Deux causes, d'ordre purement physique, influent sur la respiration: la température et la pression atmosphériques.

En effet, un des premiers effets de la chaleur étant de dilater l'air, celui-ci, sous un même volume, contiendra moins d'oxygène et les combustions organiques seront plus incomplètes. C'est ce qu'a démontré expérimentalement Viérordt : il a observé que le volume de l'air expiré augmentait de un dixième, en moyenne, quand les températures de l'air, comprises d'abord entre 16° et 24° s'abaissaient entre 3° et 19° ; en même temps, l'air expiré à ces températures plus basses, renfermait aussi un dixième en plus d'acide carbonique. Barral, d'après les expériences faites sur lui-même, a trouvé que, pendant l'hiver, sa respiration consommait par heure 13 grammes de carbone et 10 grammes seulement en été.

Dans l'isthme de Panama, où la température moyenne est encore plus élevée que dans les milieux où ont été faites les expériences dont nous donnons le résultat, la production d'acide carbonique doit être encore plus faible. Voici, d'ailleurs, la moyenne des températures dans l'isthme, pendant les deux saisons bien distinctes, saison sèche et saison humide.

TEMPÉRATURE MOYENNE.

	Saison sèche.	Saison humide.
6 h. matin. . .	24°,0	24°,5
1 h. soir. . . .	27°,5	28°,5
7 h. — . . .	24°,0	25°,1
Moyenne. . . .	25°,2	26°,5

D'après M. Filhol (*Recherches sur les eaux minérales des Pyrénées*) on peut évaluer à 320 litres la quantité d'air consommé par heure par la respiration. Ces 320 litres d'air normal, à 16°, contiennent 66.55 d'oxygène; à 27°, moyenne de la température de la saison humide à Panama, ces 320 litres ne représentent plus que 308 litres 7 à 16°, et ne contiennent plus, par suite, que 60.19 d'oxygène; ce sont donc 7.37 d'oxygène qui passent en moins dans la poitrine, dans l'espace d'une heure.

PRESSION BAROMÉTRIQUE.

	Saison sèche.	Saison humide.
6 h. matin. . .	757.4	759.11
1 h. soir. . . .	759.25	758.40
7 h. — . . .	759.76	758.88
Moyenne.. . .	758.81	758.79 (1)

La pression barométrique a une influence plus capitale encore sur le nombre des mouvements

(1) Cette pression barométrique a été observée à Colon; à Panama, elle est inférieure de quelques dixièmes de millimètre.

respiratoires ; dans les pays à température élevée, la pression diminue, comme le montre le tableau ci-dessus de la pression barométrique dans l'isthme, et le nombre des inspirations diminue en proportion directe.

Continuant à interpréter les chiffres fournis par M. Filhol, et admettant que l'inspiration d'oxygène sous une pression de 760 soit de 66 litres par heure, nous prendrons comme moyenne de la pression barométrique dans l'isthme 758.50, et nous trouverons que ces 66 litres ne représenteront plus que 58 litres du même gaz à la pression de 76^{mm}, d'où une différence d'absorption dans les inspirations, pendant une durée d'une heure, de 10 litres d'oxygène. Legallois a fait également des expériences sur des animaux autour desquels il fit descendre le baromètre à 745^{mm} environ : les résultats ont été les suivants :

Consommation d'oxygène en trois heures.

Avant l'expérience. 7.05 6.50 6.70 5.02 9.50
Sous l'appareil. . . 6.43 5.97 6.56 3.56 6.90

Une dépression permanente de l'atmosphère est donc une cause de raréfaction de l'oxygène qui circule dans le corps de l'homme, et entraîne une combustion incomplète des matériaux de calorification.

Les conséquences de ce fait physiologique sont faciles à déduire : surexcitation des autres organes complémentaires concourant aux phénomènes de décalorification et de combustion, accumulation dans l'organisme des matières hydro-carbonnées, d'où tendance au développement du tissu adipeux chez les peuples des pays chauds.

§ 4.

Circulation sanguine.

La diminution du nombre des mouvements respiratoires, sous l'influence d'un abaissement de la pression atmosphérique, doit avoir pour conséquence une influence sur la circulation sanguine. De Saussure, Gay-Lussac, Lepileur, signalent unanimement ces effets : la diminution de la pression atmosphérique augmente la fréquence du pouls; de même, quand celle-ci augmente, le nombre des battements du pouls diminue, et il peut même baisser des deux cinquièmes sous l'influence d'une augmentation de pression d'une demi-atmosphère.

Des expériences spéciales ont permis de doser les gaz du sang sous différentes pressions, et elles ont donné ce résultat certain que l'abaissement de la pression de l'air diminue la quantité des gaz qui circulent dans le sang artériel.

Puisque la pression atmosphérique, en diminuant, agit sur le sang artériel et lui enlève de sa vitalité par une oxygénation insuffisante, que par suite, le mouvement du système circulatoire se trouve ainsi ralenti, il en résulte un engorgement, une congestion de tous les viscères et des organes ; et cet état congestif simple, sans phlogose, sans gravité dans les désordres organiques, peut durer fort longtemps.

Une pression atmosphérique faible favorise donc les stases veineuses. Une cause d'ordre purement mécanique nous en fournit la preuve : les réseaux capillaires des veines superficielles, privés de leur soutien extérieur naturel (alors que la pression interne reste la même) se laissent dilater avec une facilité d'autant plus grande que le poids atmosphérique est plus amoindri : la pression interne n'est plus contre-balancée par la pression externe.

MM. Crocé-Spinelli et Sivel, ces hardis explorateurs des régions éthérées dont la science déplore encore la mort prématurée, nous ont malheureusement fourni, dans leur dernière et fatale ascension, la preuve expérimentale de ces faits : à une hauteur où la pression atmosphérique a été trop faible, il y a eu engorgement des

organes respiratoires, stase veineuse et asphyxie.
M. Paul Bert, cependant, avait soumis M. Crocé-
Spinelli à une épreuve décisive qui eût pu
servir d'avertissement; placé sous une cloche
pneumatique où l'air avait été raréfié et la pression
ramenée à 300^{mm}, M. Crocé Spinelli avait eu les
lèvres et l'oreille droite presque noires, preuve
d'une stase veineuse et d'une congestion énorme;
une aspiration d'oxygène avait suffi pour dissiper
ces premières marques d'asphyxie. Dans une
expérience de ce genre faite sur lui-même, M. Paul
Bert avait constaté un affaiblissement singulier de
ses facultés mentales.

Une conséquence immédiate du mauvais état
de la circulation sanguine dans les pays à température élevée et à pression atmosphérique faible,
où l'oxygénation du sang est fatalement incomplète, c'est de produire rapidement un état
d'anémie et une faiblesse de réaction contre les
influences morbifiques.

Ces symptômes sont donc dus à la diminution
de l'oxygène dans le sang : toutefois cette diminution, au lieu d'avoir pour cause celle du nombre
des globules chargés de retenir l'oxygène, est le
résultat (comme nous l'avons déjà dit) d'une
condensation insuffisante de ce gaz sous une
pression trop faible. Les expériences de M. Paul
Bert ont également confirmé ce fait et ces expé-

riences, entreprises à l'instigation de Jourdanet,
ont été faites au laboratoire de la Sorbonne : de
petits animaux étaient placés sous des cloches de
verre de capacités graduées, où l'air pouvait être
raréfié de manière à en laisser dans chaque ré-
cipient la même quantité absolue, mais à des
tensions plus ou moins faibles. Au bout d'un
certain temps, on constatait la mort des sujets
par asphyxie, et l'on analysait l'air confiné dans
les récipients ; il se trouvait qu'à la pression
normale de l'atmosphère, l'oxygène de cet air
était toujours en grande partie épuisé ; au lieu de
21 pour 100, il n'en restait plus que 4 pour 100.
A des pressions moins fortes, l'épuisement était
d'autant plus avancé que la dilation du gaz était
plus considérable.

Il s'ensuit que, dans une atmosphère raréfiée,
l'animal meurt entouré d'une quantité absolue
d'oxygène qui, sous une pression ordinaire,
suffirait encore à entretenir la vie.

La loi en est très simple : l'oxygène cesse de
suffire à la vie quand ce gaz se trouve réduit à
la densité de 0,04. La mort aurait donc lieu
également dans une atmosphère libre où l'oxygène
n'aurait plus qu'une densité égale à 0,04, c'est-
à-dire cinq fois moindre qu'au niveau de la mer,
bien qu'une telle atmosphère renfermât encore
une quantité illimitée de gaz vital : c'est que,

sous une pression si faible, l'oxygène n'a plus le pouvoir de se fixer dans le sang en proportions nécessaires à la vie.

Les modifications organiques dues à cette diminution de pression seront donc une congestion permanente des téguments externes, d'où augmentation des fonctions cutanées, et hypertrophie des organes où s'établit la stase veineuse.

Quant à l'augmentation de la fréquence du pouls à Panama, c'est un fait d'observation vulgaire. Nous connaissons plusieurs employés du canal qui, à l'état normal, ont 90, 100 et même 120 pulsations.

§ 5.

Voies digestives.

Les troubles que nous avons déjà signalés dans les fonctions organiques ont un retentissement énorme sur les voies digestives; celles-ci se trouvent modifiées par l'exagération de l'exhalation cutanée, qui entraîne une diminution dans les sécrétions du tube digestif.

La quantité d'eau absorbée et entraînée dans le mouvement circulatoire est en partie employée à fournir à la transpiration de la peau; aussi les glandes, qui prennent à la même source leur élément de sécrétion, doivent produire un liquide moins abondant ; les produits de désorganisation, de destruction intime épithéliale sont les mêmes, mais délayés dans une quantité d'eau insuffisante. Il s'ensuit que le liquide des glandes salivaires devient plus visqueux, la bouche plus pâteuse, et la sensation de la soif continuelle.

Si nous observons les autres sécrétions servant aux fonctions digestives, celles de l'estomac, des intestins, nous y constaterons une diminution analogue produite par les mêmes causes. Seul, le foie, selon la théorie le plus généralement admise, ferait exception à la règle.

Dans un pays à température élevée, où les mouvements respiratoires sont diminués, le besoin d'ingestion d'aliments se fait peu sentir, parce que le besoin de fournir à l'augmentation des éléments de combustion est également moindre, c'est-à-dire le besoin de fournir à l'augmentation de l'absorption de l'oxygène, au dégagement d'acide carbonique.

On mange peu, parce que la quantité d'aliments ingérés exerce une grande influence sur la chaleur produite. Auguste Duméril a suivi, le thermomètre à la main, les variations de la température des serpents durant le travail de la digestion : il a reconnu qu'après s'être élevée brusquement, elle a continué à monter d'une manière progressive jusqu'à ce qu'elle eût atteint un maximum. En général l'élévation a été de 2°,4, mais dans certains cas, elle a atteint 6°,5.

Ch. Martins a fait de même d'intéressantes observations thermométriques sur l'influence que l'alimentation exerce sur la chaleur animale des palmipèdes : « Il m'est arrivé souvent, dit-il, de pouvoir affirmer par la connaissance seule de la température, si des oiseaux étaient bien ou mal nourris. » D'après Chopal, la chaleur animale diminue, sous l'influence de l'inanition absolue, de 0°,3 par jour en moyenne.

Il faut également tenir compte de la qualité et de la quantité des boissons ingérées : leur basse température concourt au refroidissement.

Lorsque la sécrétion cutanée et l'émonctoire du foie ne suffisent plus à l'acte d'élimination qui a pour but l'abaissement de chaleur, il s'établit une sécrétion exagérée des intestins : produite par une exsudation muqueuse et même albumineuse, qui n'est qu'un état physiologique, un besoin de rétablir l'équilibre. Si l'exhalation cutanée est intense, la sécrétion intestinale diminue, et il survient de la constipation, état ordinaire des climats chauds : si, au contraire, une cause accidentelle supprime la transpiration, la fonction intestinale, dépendante de celle-ci, augmente, et il y a flux intestinal, c'est-à-dire diarrhée.

La combustion incomplète des aliments respiratoires amène forcément un trouble complet dans l'accomplissement des fonctions digestives. La première conséquence en est un séjour prolongé de ces aliments dans le sang, et insensiblement l'estomac, le duodénum, le foie et le pancréas refusent d'élaborer les substances qui appartiennent à cet ordre. Dès lors aussi, troubles de l'innervation luttant contre cette anomalie et accidents névropathiques d'autant plus explicables, que l'état nerveux général y prédispose et que les engorgements congestifs du foie par excès de circulation portale sont une nouvelle cause de troubles pour l'appareil digestif. Ceci explique la répugnance des habitants des pays chauds pour la nourriture contenant des matières grasses ou alcoolisées, c'est-à-dire les aliments respiratoires augmentant la sécrétion biliaire, les troubles nombreux et surtout rapides que produit chez eux l'alcoolisme, et, en même temps, leur tendance à une nourriture presque végétale, car les fruits à l'état de maturité ne renferment guère plus de 12 pour 100 de carbone, tandis que l'huile de poisson, si avidemment recherchée par l'habitant des régions polaires, en contient de 66 à 80 pour 100.

§ 6.

Sécrétion biliaire.

Nous comprenons maintenant la dépendance absolue de tous les organes et comment ils sont appelés à se suppléer les uns les autres pour le meilleur fonctionnement vital. Partant de ce principe, nous avons déjà indiqué le rôle du foie en traitant des organes respiratoires et des fonctions digestives.

Le foie est l'auxiliaire du poumon ; et l'activité de l'un est en rapport inverse de l'activité de l'autre. Nous trouverons dans les pays chauds une prédominance du système hépatique ; les mouvements respiratoires étant lents, et nécessairement la combustion des matériaux du sang étant incomplète, le foie, organe complémentaire, prendra un plus grand développement pour activer cette combustion.

Le sang, incomplètement vivifié, perd de son activité circulatoire ; le système veineux s'engorge sous cette influence, et cette stase veineuse se manifeste surtout dans les organes abdominaux, dans le foie principalement, organe où le système veineux est si abondamment représenté par la veine porte. De là, la fréquence des congestions hépatiques. Cet engorgement, dû à l'élévation de la température, est prouvé expérimentalement par ce fait qu'il se produit fréquemment chez les ouvriers qui s'approchent des feux de forge, et chez lesquels il se forme souvent des abcès du foie.

Cette hypersécrétion biliaire produira une autre modification que nous avons déjà signalée dans l'organisme. En effet, le foie, cet organe auxiliaire des fonctions respiratoires, concourt aussi d'une façon active au travail de la digestion, en facilitant l'absorption des corps gras qu'il transforme en acide cholique et cholestérine. Les expériences faites sur des chiens par Bidder et Schmidt ne peuvent laisser aucun doute sur ce sujet : après avoir fait la ligature du canal cholédoque, et avoir ainsi empêché le liquide bilieux d'arriver sur les matières grasses ingérées, ils ont remarqué que, chez un chien sain, la proportion de graisse libre du chyle était de 32 pour 1.000, tandis que chez les chiens à expérimentation, elle n'était plus que 2 pour 1.000 ce qui prouva que la graisse n'était pas absorbée. Chez les sujets à foie volumineux, où la production de la bile est plus abondante, toutes les matières grasses ingérées dans l'alimentation seront donc rendues facilement assimilables, elle seront absorbées et se retrouveront dans l'organisme, d'où tendance chez eux à « l'engraissement », à l'embonpoint. C'est pour cette même raison que chez des chiens sur lesquels on avait pratiqué une fistule, laissant écouler à l'extérieur les sécrétions biliaires, l'amaigrissement s'est rapidement produit.

Le poumon, en ne suffisant plus à la combustion des matériaux du sang, entraînera donc le développement de l'organe supplémentaire, le foie, qui achèvera cette combustion, et, en éliminant les matières hydro-carbonées, diminuera la chaleur animale. En même temps, il s'hypertróphiera par cet excès de travail, et ses fonctions digestives augmentant, il deviendra la cause de l'embonpoint qu'on observe chez tous les peuples des pays chauds.

Il y a donc, dans les pays à température élevée, prédominance du système hépatique, et le foie est l'organe le plus sujet aux maladies, tandis que dans les régions froides, les organes respiratoires l'emportant dans l'organisme, deviennent le lieu d'élection des affections (1).

---

(1) La théorie contraire a été soutenue avec talent par Layet, Nielly et Corre, qui n'admettent pas l'hépatomégalie des pays chauds comme une modification physiologique. Leur opinion demande à être étayée.

§ 7.

Sécrétion urinaire.

La sécrétion urinaire a pour office d'éliminer une grande partie de l'eau superflue introduite dans les aliments ou les boissons; elle élimine également beaucoup de substances étrangères que l'absorption a fait pénétrer dans l'économie, et enfin les produits azotés et salins résultant des métamorphoses des éléments du sang et des tissus.

Dans les pays où, par suite d'une exhalation cutanée abondante, la plus grande partie des liquides ingérés passe à l'état de sueur, la sécrétion urinaire est considérablement diminuée; mais les matières solides, qui ont les reins pour voie d'élimination, restant en même proportion, sont délayées dans une moins grande quantité de liquide, et les urines deviennent troubles, épaisses, rares.

D'autre part, les poumons ne suffisant pas à la combustion complète des matières grasses introduites dans l'organisme, celles-ci peuvent se retrouver en excès dans les urines auxquelles elles donnent l'aspect d'une émulsion : ce sont les urines dites chyleuses.

Sous l'influence de ce travail exagéré des reins,

à travers lesquels ne transsudent que des matériaux solides, les glomérules de Malpighi ne
tardent pas à s'altérer, et les affections rénales se
manifestent par le passage dans l'urine de l'albumine qui ne s'y trouve qu'à l'état pathologique.

D'ailleurs, la présence fréquente de l'albumine
dans le sang est due à plusieurs raisons d'ordre
différent.

Dans les cas de fièvre où les battements artériels
sont répétés, la pression sanguine augmente;
cette pression, déjà considérable à l'état physiologique dans l'artère rénale, le devient encore
plus et le sang arrive en abondance à la
substance corticale; le filtre rénal, dejà détérioré
par l'endosmose de substances solides insuffi-
samment délayées dans l'eau, ne fonctionne plus
normalement, et la conséquence en est le passage
de la partie albumineuse du sang dans les cana-
licules urinifères.

Nous avons vu que la stase sanguine est fréquente dans la veine porte : or, le sang de la
veine porte retóurne au rein par la veine cave
inférieure; il y a donc là un nouvel élément de
congestion de cet organe et d'une pression
amenant promptement un état pathologique.

Quand nous étudierons le système nerveux,
nous trouverons dans ses lésions très diverses,
— ces affections sont communes dans les pays

chauds, comme l'ont prouvé les expériences de Schiff, — une autre cause du passage de l'albumine dans les urines.

Ce fait de la fréquence de l'albumine dans les urines, dans les cas de pyrexie, et principalement dans les fièvres jaunes où la quantité de sécrétion urinaire est nulle ou à peu près nulle, semble infirmer l'opinion de Mialhe qui l'attribue à l'altération même de l'albumine par suite d'une plus grande quantité d'eau dans le sérum du sang. L'albumine qui est ordinairement insoluble, non endosmotique, se transformerait par excès d'eau en albumine caséiforme qui est soluble, non assimilable et par conséquent rejetée avec les excrétions. Dans certains cas de fièvre paludéenne, nous avons très fréquemment trouvé de l'albumine en grande quantité dans les urines, alors que la transpiration était des plus abondantes, que, par conséquent, la quantité d'eau du sérum sanguin était promptement éliminée, et que le sang, retiré par une piqûre, était des plus épais.

Le passage continuel à travers les reins d'urines épaisses, chargées de matières solides et de matériaux étrangers à la sécrétion normale, n'atteint pas seulement ces organes, mais aussi la vessie qui s'enflamme à ce contact prolongé d'urines acides et épaisses. Voilà pourquoi les cystites sont si fréquentes dans les pays chauds.

§ 8.

Absorption cutanée.

Parmi les propriétés multiples dont jouit le tissu cutané, se trouve celle d'absorber les substances liquides et gazeuses en contact avec lui ; cette fonction d'absorption de la peau, manifeste dans les pays tempérés, est très développée dans les pays chauds. Comme preuve de ce fait, Keill cite l'exemple d'un jeune homme fatigué par un grand exercice, ayant passé la nuit à l'air humide et qui, le lendemain matin, pesait 550 grammes 70 de plus qu'avant cette épreuve ; après une immersion d'un quart d'heure dans un bain à 26° centigrades, Berthold trouva une augmentation du poids de son corps de 11 grammes 47, après trois quarts d'heure de 27,83, et après une heure, de 32,18.

Dans les pays où la pression barométrique est faible, l'absorption cutanée est plus grande et plus rapide. En effet, plus la peau est mince et vasculaire, plus grande est sa propriété d'absorption ; c'est ce qui explique pourquoi la peau absorbe davantage chez les enfants et chez les femmes que chez les vieillards où elle est plus rude et presque cornée. Or, sous l'influence d'une

pression basse, le sang afflue du centre à la périphérie, par suite du défaut d'équilibre entre les
pressions interne et externe; et la vascularisation
de la peau augmente en conséquence.

Sous l'effet de cette congestion permanente du
tissu cutané, toutes ses fonctions sont plus vives :
les substances étrangères en contact avec lui sont
facilement absorbées. Aussi, les miasmes délétères, répandus dans l'air, ont-ils une action plus
nocive quand la température est plus élevée,
parce que leur absorption est plus rapide. C'est
pour cette même raison que l'absorption des
médicaments par la peau est si efficace et si
prompte dans les pays chauds, et que leur mode
d'emploi par friction, employé par une main
inexpérimentée, offre des dangers qui n'existent
pas dans les régions froides.

C'est encore cette absorption si rapide qui
nous explique le danger réel qu'il y a à manier
certaines plantes qui, dans les pays tropicaux, sont
des plus vénéneuses, tandis que les mêmes espèces sont presque inoffensives dans des pays plus
tempérés (1). Outre l'excès de sève qui se trouve
dans la couche corticale de la plante, et qui
augmente la quantité du liquide dangereux,

____

(1) J'ai vu l'application d'un emplâtre de thapsia produire,
au bout d'une heure, sur une jeune dame une éruption gé-
néralisée d'une violence extrême.

2.

l'absorption par le simple contact avec la peau est si rapide, qu'un simple attouchement suffit pour produire des accidents graves : certaines lianes, telle que l'arum hérédaceum, par un simple frottement, produisent de la vésication sur la peau et de la cautérisation sur les muqueuses ; de même pour le suc du mancenillier, dont l'absorption est si facile, que cet arbre a donné lieu à des légendes plus poétiques que véridiques.

Nous pourrions dire la même chose des serpents, qui sont d'autant plus venimeux qu'on s'éloigne davantage des pays froids pour s'approcher de la zone des tropiques ; leur venin, cependant, au point de vue chimique, offre les mêmes éléments de composition, mais leur absorption se fait si vite, qu'il est presque impossible d'appliquer à temps un antidote pour neutraliser le venin avant que celui-ci ne soit entraîné dans l'économie. Le danger des piqûres du serpent tient moins à la nature du virus spécifique de l'animal, qu'à la facilité d'absorption de l'individu atteint.

§ 9.

Système nerveux.

Le caractère atmosphérique le plus saillant de l'isthme est la faible pression barométrique qui s'élève rarement à plus de 58^{mm}, et c'est en grande partie la constance de cette diminution dans la pression de l'air qui est le point de départ des nombreux troubles organiques signalés précédemment. Le système nerveux n'échappe pas à cette influence.

Les accidents névropathiques dominent toute la pathologie de ce climat. En effet, l'hématose du sang se faisant incomplètement, celui-ci reste chargé des produits de combustion dont n'ont pu le débarrasser les poumons, dont les fonctions sont imparfaites : or, le seul stimulant du système nerveux est l'afflux d'un sang oxygéné, pur, et si le cerveau se trouve privé de ce stimulant normal et nécessaire, il se produit des névroses de formes multiples.

Les conséquences de cet état névropathique se font surtout sentir sur le caractère et l'intelligence : l'un est apathique, l'autre lente, comme endormie.

Cette mollesse dans les mouvements corporels, cette paresse intellectuelle trouvent encore leur raison d'être dans la grande élévation de la température extérieure et le besoin que l'on éprouve d'éviter toute cause susceptible d'élever la chaleur animale : en effet, l'entrée en activité d'un organe, quel qu'il soit, a pour conséquence immédiate d'y accélérer le cours du sang, d'accroître l'intensité du travail de composition et de décomposition dont cet organe est constamment le siège, et, par suite, de donner lieu à une production plus considérable de chaleur, tant locale que générale. John Davy a fait, à ce sujet, des expériences qui ont prouvé que la température du corps s'élève pendant la marche, par exemple, d'une façon très sensible : « Un thermomètre placé au moment du départ, entre les orteils, ne marquait que 18°,9 ; après la marche, il a donné 35°8. » Ce qui est applicable aux organes de la locomotion, l'est également à l'organe de la pensée, le cerveau. Le travail de l'esprit, indépendamment de toute autre action, suffit pour augmenter la chaleur animale. Limitée d'abord à la tête, cette augmentation peut se généraliser sous l'influence de méditations prolongées et profondes. Les passions, les émotions morales élèvent ou abaissent la température du corps, suivant l'action dépressive ou stimulante qu'elles exercent sur la circulation sanguine. La chaleur, dit Burdach, augmente par l'effet de l'espérance, de la joie, de la colère et de toutes les passions excitantes. Au contraire, la crainte, la frayeur, le chagrin, la diminuent. Martin a vu la température monter de 35°,9 à 37°,5 dans un violent accès de colère, et descendre à 33°,79 sous l'empire de la frayeur, mais se relever bientôt jusqu'à 36°,25.

§ 10.

1° *Tempérament.*

Les affections multiples du système nerveux et les maladies du foie, si fréquentes dans les pays chauds, nous indiquent clairement que sous cette influence pathogénique le tempérament y est nervoso-bilieux en général.

2° *Fonctions génitales.*

Les fonctions génitales n'échappent pas à cette influence du système nerveux central ; aussi trouvons-nous les passions plus vives, la tendance aux excès génésiques plus marquée sous l'empire de cette surexcitation continuelle. De plus, les organes génitaux, par leur conformation anatomique, par leurs dispositions vasculaires, se prêtent facilement à une stase sanguine, que favorise encore la gêne continuelle de la circulation. Il va donc sans dire que les fonctions génitales sont éveillées de bonne heure, que la puberté apparaît à 9 ou 10 ans, mais que, par contre, la durée de fonction d'un organe étant en raison inverse de l'usage qu'on en fait, l'impuissance survient de très bonne heure.

Ce qui nous amène à conclure que les fonctions

génitales, développées à l'excès, mais surmenées
par un exercice prématuré et exagéré, ne tardent
point à rester sourdes aux appels d'une volonté
lascive.

3° *Sommeil.*

Le besoin de réparer par un sommeil prolongé
l'usure du système nerveux se fait vivement
sentir. Une cause d'ordre physiologique, et
analogue à celles que nous avons déjà indiquées,
rend utile ce sommeil. Cet état amène, en effet,
une diminution notable dans le nombre des mouvements respiratoires et dans l'intensité des
phénomènes chimiques de la respiration : d'après
des expériences faites sur des pigeons, Chossat a
constaté que de 42°,22, la température descendait pendant le sommeil à 39°,8, puis à 38°,7 et
enfin à 37°,3 ; en même temps le nombre des res-
pirations descendait à 29 par minute puis à 23
et à 21. En réveillant ces oiseaux, les phénomènes respiratoires reprenaient leur intensité
habituelle. Par conséquent, la quantité d'acide
carbonique brûlée est moindre et la production de
chaleur diminuée.

Dans les pays chauds, le besoin de la sieste se
fait sentir surtout pendant les heures les plus
chaudes de la journée et davantage encore après

les repas, parce que la digestion des aliments ingérés augmente la chaleur animale, et que l'économie tend à combattre cette hyperthermie.

Ce besoin de lutter contre la température extérieure par le sommeil n'est pas spécial à l'homme, mais aussi à beaucoup d'animaux des régions tropicales ; chez certains, le tanrec et plusieurs espèces de serpents, par exemple, on observe un engourdissement tout à fait analogue au phénomène de l'hibernation. Le tanrec passe les trois mois les plus chauds de l'année en léthargie ; dans cet état, les phénomènes chimiques de la respiration sont presque nuls ; Spallanzani et Saissy n'ont pu découvrir aucune altération dans l'air où avaient séjourné, même pendant quelques heures, ces animaux hibernants endormis. La production de chaleur subit une réduction proportionnelle à celle des phénomènes chimiques de la respiration.

4° *Taille.*

La taille paraît descendre à son minimum dans les régions polaires, s'élever en s'approchant des pays chauds, et atteindre son maximum dans les régions tropicales : c'est une loi de nature plus facile à constater qu'à expliquer. Il semble que, sous les tropiques, l'homme subisse les mêmes effets que la végétation luxuriante, et qu'il puise, comme les plantes, sous l'effet du soleil brûlant, les mêmes éléments d'un développement anormal des organes physiques.

5° *Constitution.*

Malgré ce développement anormal de la taille qui frappe et qu'on admire au premier abord, la constitution est grêle, peu virile : l'apathie, la paresse, la nonchalance, l'inactivité amènent bientôt l'atrophie musculaire : les muscles sont grêles, déliés ; partant de là peu ou point de force physique. En revanche, le tissu cellulo-adipeux peut se développer à l'excès et l'embonpoint devenir considérable ; c'est que la combustion incomplète des matériaux hydro-carbonés introduits par l'alimentation produit rapidement l'obésité, et, sous une belle apparence corporelle, on ne trouve qu'un tissu d'infiltration graisseux bien en rapport avec le manque d'énergie et de réaction du caractère.

6° *Menstruation.*

L'apparition des menstrues a lieu à un âge beaucoup moins avancé que dans les climats froids, et se produit souvent de 9 à 10 ans ; le

flux hémorrhagique est abondant. Ce fait, longtemps contesté, est actuellement hors de doute.
Les stases sanguines étant facilitées par le défaut
d'oxygénation du sang, la matrice, orgᵉ ᵘne essentiellement vasculaire, est facilement conges-
tionnée ; de là, des hémorrhagies passives abondantes qui débarrassent l'organisme d'un excès de
sang ; en accomplissant cette fonction, la matrice
peut être considérée comme un poumon accessoire :
d'après Burdach, en effet, le sang menstruel
contient moins de fibrine, moins d'azote et plus
de carbone que le sang artériel ; il a, en un mot,
les caractères du sang-veineux, et sa perte débarrasse l'économie au lieu de l'affaiblir. La menstruation sert ainsi de complément à la fonction
pulmonaire, c'est-à-dire à l'hématose.

7° *Fécondité.*

La fécondité nous offre, dans les pays chauds,
une des plus frappantes applications de la grande
loi énoncée par Darwin « la lutte pour l'existence. »
Dans ces régions où les notions d'hygiène sont
peu connues, la mortalité est grande, surtout chez
les enfants, et les naissances doivent nécessairement s'y multiplier, sous peine d'amener l'ex-
tinction de l'espèce. A Panama par exemple, les
familles nombreuses sont communes.

Des observations statistiques établissent qu'au point de vue des naissances, les filles l'emportent sur les garçons.

Dans un travail intéressant, M. Berthelon (1) arrive aux conclusions suivantes :

« Les races septentrionales jouissent d'une plus grande prospérité dans les pays chauds salubres que dans leur propre patrie. En effet, sous l'influence de la chaleur, la mortalité diminue. Comme on se trouve en pays nouveau (Cap, Australie, etc.), la natalité y est considérable. Nous l'avons montré :

A. Pour les Hollandais au Cap, la population y est devenue en 77 ans onze fois plus nombreuse par le seul excédent des naissances.

B. Pour les Anglais en Australie, même dans régions les plus chaudes, leur accroissement est considérable.

C. Pour les Allemands au Brésil, leur fécondité y est prodigieuse, leur mortalité très faible.

D. Pour les Français d'Algérie habitant des localités transformées par l'acclimatation, en régions aussi salubres que le Cap et l'Australie. Sur ces points, la mortalité baisse considérablement, en même temps que la natalité s'accroît.

(1) Berthelon. *De la vitalité des races du Nord dans les pays chauds exempts d'impaludisme.* **Paris, 1877.**

Sur les plaines sans fin de notre colonie africaine, les Européens, quelle que soit leur origine, semblent appelés à prospérer. »

8° *Longévité.*

Dans ces climats torrides, où l'on vit vite, où les passions naissent prématurément, où la sève est abondante, la vie s'use rapidement, et les cas de vieillesse devraient être rares. Tant de causes nocives agissent si constamment contre l'organisme, que celui-ci, qui a dépensé rapidement ses forces vitales, semble ne pouvoir plus y résister ! Cependant, les cas de longévité sont assez fréquents à Panama.

La mortalité et la natalité ne varient selon les races que dans les régions insalubres. Toutes les races européennes, quelles qu'elles soient, ne meurent pas plus, peut-être moins, que dans un pays chaud et sain.

Dans un pays insalubre, la mortalité, variable selon les races, paraît plutôt due au régime particulier et aux habitudes des représentants de ces races qu'à une prédisposition ethnique.

La durée de la vie est bien diminuée chez les hommes surtout... qui, plongés de bonne heure dans les excès, sont flétris avant l'âge..., tandis que les femmes parviennent quelquefois à une vieillesse très reculée (1). Rochoux dit également qu'aux Antilles on voit les Européens qui parviennent à atteindre la soixantaine, pousser ensuite très loin leur carrière et « surtout jouir d'une santé plus ferme qu'ils ne l'auraient sans doute eue en Europe ». D'après M. Simonot, on voit souvent aux Antilles de nombreuses familles avec des vieillards. Les femmes, les vieillards, les gens faibles doivent à leur position une vie plus régulière, un régime mieux approprié, et se trouvent naturellement dans des conditions de résistance inconnues aux personnes jeunes et bien portantes.

M. Périer, puis M. Bertherand, ont signalé des cas de longévité remarquables chez des Européens établis en Algérie depuis la conquête. Les âges de 94, 97 et même 104 ans, ne sont pas exceptionnels.

CONCLUSIONS.

Ces modifications nombreuses et variées que subit l'organisme, sous l'influence d'une température élevée, sont toutes le résultat des efforts que fait l'économie vers l'accomplissement de

(1) Art. *Climat* (Guérard). In Dict. en 30 vol.

cette loi : produire peu de chaleur et en perdre le plus possible.

Pour arriver à ce but, l'exhalation cutanée est intense, et, comme corollaire, l'exhalation pulmonaire est amoindrie, la sécrétion biliaire augmentée, la menstruation précoce et abondante ; comme conséquence secondaire, il se produit des troubles dans les fonctions digestives, qui deviennent languissantes.

Ces modifications sont profondes ; mais, une fois accomplies, l'état de l'organisme redevient physiologique, et n'est pas incompatible avec un bon état de santé.

Il faut que l'économie se mette dans les meilleures conditions possibles pour résister aux milieux ambiants ; c'est une conséquence de la loi d'adaptation des Espèces et de leur transformation, suivant les conditions extérieures qui se produisent. Une fois l'organisme adapté, ces modifications acquises se transmettent héréditairement, et l'individu trouve une vie facile là où il n'avait rencontré primitivement que des causes de désordre.

En résumé, on peut dire que l'acclimatement n'est autre chose que le plus ou moins de dispositions et de pouvoir qu'a l'organisme de s'adapter à de nouvelles conditions de vie, en passant par certaines modifications.

L'étude de l'histoire naturelle nous montre qu'à chaque révolution géologique et climatologique, les Espèces existantes se transforment et se perpétuent, malgré ces changements de condition. Cette puissance de modification existe aussi bien chez l'homme que chez les autres espèces animales, et tout changement dans les milieux où vit l'homme, doit entraîner chez lui un changement correspondant dans l'organe affecté.

Le rôle du médecin ne consiste donc pas seulement à chercher à détruire les causes nocives extérieures ; il doit également s'efforcer d'imprimer au corps humain une tendance vers des modifications organiques qui empêcheront ces mêmes causes d'agir sur lui.

CHAPITRE II

Action des influences secondaires qui peuvent se joindre à la température pour agir sur l'homme dans les climats chauds.

§ 1.

Influence des saisons.

Ainsi que la plupart des pays chauds, le grand isthme américain peut être considéré comme n'ayant que deux saisons bien tranchées, reliées entre elles par deux courtes périodes intermédiaires : l'une, la saison sèche, que dans le pays on appelle *verano* ou saison d'été, est remarquable par sa grande sécheresse; l'autre, saison humide, saison de l'hivernage, ou *invierno*, par ses pluies excessives ; toutes deux, cependant, avec une température élevée.

La première apparaît ordinairement au commencement de décembre, dure jusqu'à la fin du mois d'avril ou du commencement du mois de mai, ayant ainsi une durée de cinq à cinq mois et demi. La saison des pluies règne le restant de l'année, mais avec plus ou moins d'intensité.

« Pendant la saison sèche, la nappe ascendante est tout entière au sud de l'isthme, qui alors est soumis au régime de la région intertropicale de l'hémisphère boréal. Pendant la saison des pluies, la nappe le couvre constamment, sauf pendant le petit été de saint Jean, quand il se présente, auquel cas alors la nappe se trouve entièrement au nord de l'isthme, et celui-ci est soumis au régime de la région intertropicale de l'hémisphère austral (1). »

La saison d'été est considérée avec raison comme généralement saine. Lorsque cette saison est bien établie, Panama ne le cède guère pour la salubrité à la plupart de nos villes européennes, et les maladies qui attaquent alors les habitants proviennent de reliquats de maladies antérieures, ou de ce que la constitution a souffert pendant la mauvaise saison.

La saison sèche, cependant, peut être nuisible dans l'intérieur de l'isthme, surtout par ses variations de température, c'est-à-dire par la fraîcheur et l'humidité de ses nuits, qui contrastent avec l'extrême chaleur du jour ; toutefois, on peut prévenir cette cause de morbidité par les moyens hygiéniques, comme nous le verrons plus

____

(1) Bull. du Canal, p. 610.

loin, beaucoup plus aisément que l'influence pathologique de la saison des pluies.

Celle-ci est ce qu'on pourrait appeler la saison des maladies, et c'est à l'excès d'humidité qu'elle amène qu'est due principalement son influence morbide. La sursaturation du sol par l'abondance excessive des pluies donne à la végétation une vigueur d'expansion extraordinaire. Mais si ces deux causes, humidité et chaleur, favorisent la vie végétale, elles sont au contraire pour la vie animale une cause de destruction.

L'humidité exerce alors son action déprimante sur toute l'économie, et l'explication en est bien simple : l'air, fortement chargé de vapeurs d'eau et s'opposant à l'évaporation cutanée, la sueur ruisselle à la surface du corps, la sensation de chaleur devient intense, la respiration s'exécute péniblement, les fonctions digestives sont frappées d'atonie complète, le système nerveux tombe dans un état de prostration et d'accablement ; il y a, enfin, abattement complet des forces physiques et intellectuelles.

Cette dépression de l'organisme le place dans les conditions les plus défavorables pour résister aux causes morbides, et principalement à la grande influence pathogénique des pays chauds, le miasme paludéen.

Dans cet air humide et chaud, les substances

organiques, privées de vie, subissent un mouvement intense de fermentation putride, et des flaques d'eau, des marécages formés par les pluies, se dégagent des quantités énormes d'effluves toxiques. Aussi est-ce dans cette saison que sévissent particulièrement les fièvres paludéennes simples ou pernicieuses sous tous les types, d'autant plus cruellement, que l'humidité atmosphérique est plus grande.

Les orages qui surviennent si fréquemment en cette saison, et qui opèrent des changements si subits de température, exposent non seulement à tous les effets du refroidissement brusque et de la suppression de la transpiration, mais l'électricité, dont l'atmosphère est alors chargée, influe puissamment sur l'irritabilité nerveuse. Il n'est donc pas surprenant qu'à l'approche et pendant la durée des orages, il y ait prostration extrême de l'organisme, impossibilité de se livrer au moindre travail physique et intellectuel, inquiétude, anxiété.

Chez les personnes nerveuses, ces indispositions, insomnies, douleurs rhumatismales, migraines, etc., se réveillent avec violence et sont de véritables indicateurs des intempéries atmosphériques. Rien d'étonnant non plus que toutes les affections soient alors aggravées ; on a même vu, dit-on, survenir des attaques de tétanos sous l'influence d'une atmosphère fortement chargée d'électricité.

Cependant ces déductions, vraies théoriquement, et dont nous avons pu vérifier l'exactitude durant les deux premières années de notre séjour à Panama, ont été fausses cette année-ci, comme il est facile de s'en rendre compte d'après le tableau officiel suivant.

C'est le relevé officiel des chiffres du personnel et des ouvriers présents sur les chantiers, et de la mortalité mensuelle (1).

ANNÉES.	MOIS.	PERSONNEL et ouvriers sur les chantiers.	DÉCÈS.
1883	Juin............	6.913	24
—	Juillet............	10.860	39
—	Août............	10.405	30
—	Septembre............	10.208	49
—	Octobre............	11 109	51
—	Novembre............	11.094	72
—	Décembre............	13.000	73
1884	Janvier............	14.608	58
—	Février............	15.398	93
—	Mars............	15.972	93
—	Avril............	17.881	52
—	Mai	19.063	48

(1) Emprunté au rapport de M. F. de Lesseps pour 1884. In Bull. du Canal, p. 1,035.

Nous attribuons à ce tableau une valeur de statistique très relative en ce qui concerne la léthalité absolue. Mais, au point de vue spécial qui nous occupe, ses rapports sont exacts.

D'après ce tableau, nous trouvons que de janvier à juin, saison d'été, considérée comme la plus saine, il y aurait eu 344 morts sur une moyenne mensuelle de 16,584 travailleurs, soit une mortalité annuelle de 9,96 0/0.

De juin à janvier, c'est-à-dire dans l'hivernage, nous trouvons 338 morts sur 10,512 travailleurs, soit une mortalité annuelle de 5,40 0/0.

C'est dire que la mortalité a été de 4,50 0/0 plus grande en été et qu'il est impossible de tirer des conclusions exactes.

§ 2.

Pression.

Quoique la hauteur de la colonne barométrique ne semble devoir fournir aucune donnée climatologique, nous donnerons cependant les observations barométriques faites à Colon, de mars 1881 à février 1882.

Il va sans dire que toutes les pressions indiquées dans le tableau ci-après ont été corrigées de la température, en ce qui concerne le baromètre à mercure, et de la hauteur au-dessus du niveau moyen de la mer, et qu'il faut ajouter à tous les nombres de ce tableau le nombre 700.

NOMS.	MOYENNES				Extrêmes absolus	
	de 6 h. du m.	de 1 h. du s.	de 9 h. du s.	du jour.	Maxima.	Minima.
	mm	mm	mm	mm	mm	mm
Mars 1881..	60.1	59.0	60.5	59.9	61.8	57.0
Avril — ..	60.4	60.5	60.5	60.5	61.5	57.8
Mai — ..	58.0	57.9	58.2	58.0	60.3	56.7
Juin — ..	59.1	58.3	59.0	58 8	60.8	56.4
Juillet — ..	59.8	59.2	59 8	59.6	61.0	58.3
Août — ..	59.4	59.0	59.5	59.3	60.4	58.3
Septembre — ..	59.0	58.4	58 9	58.7	60.7	56.1
Octobre — ..	59.3	58.4	59.2	59.0	61.6	56.4
Novembre — ..	58.5	57.1	57.4	57.7	61.3	54.5
Décembre — ..	59.1	58.4	59.4	59.0	61.7	56.8
Janvier 1882.	58.7	58.6	59.4	58.9	60.5	56.5
Février — ..	60.0	60.1	60 1	60.1	62.4	58.2
Totaux...........	711 4	704.9	711.9	709.5	731 0	683.0
Moyennes	59.3	58.7	59.3	59.1	61.2	57.0

Ce tableau permet de faire les remarques suivantes :

1° La hauteur moyenne du baromètre, dans la période en question, a été de 759^{mm},1, ce qui concorde assez bien avec ce fait acquis aujourd'hui, qu'à l'équateur thermique la pression moyenne est de 758^{mm} ou un peu au-dessus.

2° Comme la température, la pression est remarquablement constante, soit qu'on considère les moyennes ou les chiffres absolus, soit qu'on considère l'intervalle d'une journée ou celui de

12 mois; Nous nous contenterons de rapprocher le maximum absolu de ces douze mois, 762^{mm},4, qui a eu lieu le 26 février 1882, à 1 heure du soir, du minimum absolu, 754^{mm},5, qui a eu lieu le 18 novembre précédent, également à 1 heure du soir. La différence est de 7^{mm},9, tandis que dans nos climats la même différence est toujours d'au moins 40^{mm} ; si l'on considère seulement l'oscillation moyenne mensuelle, on la trouve déjà, à Paris, par exemple, égale à 17^{mm},2.

3° Evidemment, d'après ce tableau, la pression pendant la saison des pluies, de mai à novembre, est inférieure à la pression pendant la saison sèche, de décembre à avril (1).

Mais, encore une fois, au point de vue climatologique, aucun rôle sérieux ne peut être attribué à la pression.

§ 3.

Influence de la radiation solaire.

On attache une grande importance à l'énoncé de la température d'un lieu : peut-être cette importance est-elle exagérée, si l'on tient compte uniquement de la chaleur, indépendamment des

(1) Bull. du Canal.

autres influences climatologiques. Par exemple, 30 degrés se supportent différemment ici et là : ici, l'on est dans une vallée encaissée, sorte d'entonnoir ; l'air n'est pas agité. On sue, on respire avec peine, on étouffe. Là, on habite sur un plateau, un peu de vent se fait sentir ; on peut vaquer à ses occupations sans presque s'apercevoir qu'il fait chaud.

« Le vent ne doit pas être seul en cause dans l'appréciation de la température. L'état hygrométrique de l'air joue aussi son rôle. Qui ne connaît les belles expériences de Magendie, de Cl. Bernard, sur l'influence de l'air chaud sec et de l'air chaud humide? L'état électrique de l'air exerce sans doute quelque influence. Chacun sait par expérience ce que c'est qu'un temps *lourd*. La chaleur n'est souvent pas très forte alors ; on est cependant abattu. C'est qu'un orage est dans l'air. Les conditions électriques de l'atmosphère sont changées. Or, selon le degré de végétation, les conditions électriques de l'air varient. La chaleur devient par suite plus ou moins intolérable. Peut-être est-ce à cette absence de végétation qu'on doit d'être plus accablé par la chaleur dans les grandes villes que dans la campagne. Combien d'autres causes extérieures, inconnues encore, influent sur la façon de supporter la chaleur?

Je ne rappelle qu'en passant les causes inté-
rieures. Le régime, le plus ou moins de boissons
absorbées, la maigreur ou l'embonpoint, etc.,
font que les effets d'une même température varient
selon les sujets : d'aucuns seront accablés tota-
lement; d'autres ne seront qu'incommodés. Il
s'en trouvera même pour remarquer que le temps
est assez chaud sans attacher beaucoup d'importance à ce fait. » (Berthelon.)

Il nous faut donc considérer les effets du soleil,
pendant la saison sèche, alors qu'on peut faire
abstraction de l'état hygrométrique de l'air. Or,
non seulement le soleil n'a presque pas d'influences nocives par lui-même, mais, quand il règne
en maître, il détruit les effets nuisibles de la
saison humide; et cela est si vrai, qu'au moment
des plus fortes chaleurs, la mortalité diminue.

C'est qu'alors le soleil a tout grillé : plus d'eau
dans les marais, les débris organiques sont dessé-
chés, partant plus de fermentation possible. L'élément miasme a disparu et l'on ne se trouve plus
qu'en présence de l'élément chaleur, auquel il est
plus facile de tenir tête qu'aux poisons telluriques.

Ses effets sur l'organisme sont d'ailleurs plus
souvent locaux que généraux : on observe sur la
peau, des érythèmes suivis de desquamation; sur
les mains et les pieds exposés au soleil, il se
produit des bulles de pemphigus phlycténoïde;

l'intensité de la chaleur peut produire même de véritables phlyctènes, comme dans les cas de brûlure légère. Quant aux autres états morbides relevant de l'action des rayons solaires, congestion céphalique, méningite, apoplexie cérébrale, ces affections sont bien rares et encore doit-on en chercher l'étiologie ailleurs, comme nous le verrons plus tard.

Les ophtalmies sont fréquentes dans les pays chauds; mais elles sont dues à la réverbération des rayons et non à l'action directe du soleil.

Dans l'isthme, la luminosité est assez intense pour constituer un danger véritable pour les milieux oculaires. Dans les pays torrides, fait observer Nielly, elle conduit l'européen qui n'y prend pas garde, au développement des mouches volantes, à la perte partielle de l'acuité et de la portée visuelle, à l'héméralopie, à la blépharite et à la conjonctivite rebelles.

D'après Saint-Vel, aux Antilles, les congestions choroïdiennes, la cataracte, la rétinite, l'héméralopie, le ptérygion qui, d'après Le Vacher, reconnaît pour cause l'action prolongée du soleil sur la conjonctivite oculo-bulbaire par ses rayons directs et réfléchis, la myodesopie, la diplopie et les différents degrés de l'amblyopie sont loin d'être rares.

« Nielly fait observer et avec raison que les

Européens sont encore plus exposés que les indigènes à ces maladies de la vision que produit la lumière solaire directe ou réfléchie. Dans les pays torrides, les rayons ultra-violets très abondants exercent une action chimique fâcheuse sur la cornée et le cristallin, et provoquent, dans leur tissu, des altérations de nutrition qui peuvent être graves. Quand ces membranes sont épargnées et quand elles ne jouent pas leur rôle protecteur du fond de l'œil, c'est la surface rétinienne et la choroïde qui reçoivent le choc lumineux et chimique. »

§ 4.

Influence des variations de température.

Par suite de la grande quantité de vapeur d'eau maintenue dans l'atmosphère, les différences accusées par le thermomètre entre les températures diurne et nocturne sont assez faibles ; au moment où la radiation solaire est le plus intense, c'est-à-dire à l'heure de midi, pour l'intervalle d'un jour, la vapeur d'eau contenue dans l'atmosphère tempère beaucoup l'intensité de cette radiation. En second lieu, au moment où les rayons solaires sont le moins ardents sur l'isthme, par suite ou de leur disparition complète, comme pendant la nuit, ou de leur faible inclinaison relative sur la surface absorbante, comme aux deux solstices annuels, le sol perd peu de sa chaleur.

MOIS.	MOYENNES				MAXIMA		MINIMA	
	de 6 h. du m.	de 1 h. du s.	de 9 h. du s.	du jour.	absolus.	moyens.	absolus.	moyens.
Mars 1881	25°6	28°2	26°2	26°7	30°0	27°2	19°9	23°0
Avril —	26.1	29.3	26.6	27.3	34.4	30.0	20.5	21.4
Mai —	24.8	29.1	27.0	27.0	34.5	32.5	22.2	23 9
Juin —	25 3	28.7	26.5	26.8	34.3	30.5	21.8	23.5
Juillet —	25.4	28.6	26.6	26.9	33.5	30 6	21.9	23.2
Août —	24.7	27.9	26.2	26.3	33.4	30.7	21.5	23.0
Septemb. —	24.5	28.1	26.1	26.2	31.5	29.9	19.9	22.4
Octobre —	24.5	28.0	25.4	26.0	31.7	29.8	21.1	22.2
Novemb. —	24.4	27.8	25.6	25.9	31.5	29.3	20.6	21.9
Décemb. —	25.2	27.9	26.3	26.5	30.6	28.7	21.5	23.0
Janvier 1882	25.7	28.0	25.9	26.5	29.6	28 7	22.0	23.3
Février —	25.2	27.9	25.6	26.2	30.6	28.8	20.6	23.6
Totaux.	301.4	339.5	314.0	318.3	385 6	356.7	253.5	273.3
Moyennes ...	25.1	28.3	26.2	26.5	32.1	29.7	21.1	22.8

Le tableau ci-dessus est le résumé des observations thermométriques faites à Colon pendant les douze mois écoulés de mars 1881 à février 1882.

La vapeur d'eau contenue dans l'atmosphère, en s'opposant encore plus à la déperdition qu'à l'afflux de la chaleur, amène un écart relativement considérable entre ces deux quantités de chaleur;

et comme cet écart doit disparaître en entier par suite de la diminution de l'afflux de la chaleur, pour que cette température vienne à baisser, il en résulte que plus cet écart est considérable, c'est-à-dire plus il y a de vapeur d'eau dans l'atmosphère, plus le maximum de température doit se présenter en retard par rapport au maximum d'afflux de la chaleur. Autrement dit, l'heure du maximum de température de la journée doit être assez en retard sur l'heure du midi, et le minimum de la nuit a lieu un peu plus d'une demi-heure avant le lever du soleil.

Mais les nuits sont sans nuages dans les pays tropicaux, et cette limpidité de l'air amène un rayonnement nocturne énorme. Si celui-ci, par suite de l'obstacle dû à la couche de vapeur d'eau qui enveloppe l'isthme, n'est pas assez fort pour amener une grande différence dans les températures, il est assez puissant pour produire la condensation de cette même vapeur d'eau. De là, les brouillards épais du matin qui imprègnent comme une véritable pluie. Et l'imprudent passant la nuit en plein air, sentira l'humidité traverser ses vêtements qui suinteront l'eau. La première conséquence en sera un arrêt dans les fonctions de la peau, et par suite des troubles correspondants dans l'organisme. C'est dans cette question climatologique qu'il faut souvent rechercher les causes de nombreuses affections : coliques, dyssenterie, hépatite.

Cette saturation d'humidité de l'air favorise également l'absorption des miasmes paludéens.

§ 5.

Etat hygrométrique.

Le degré d'humidité relative ou état hygrométrique varie d'une façon notable dans l'isthme, selon qu'on observe la saison humide ou la saison sèche.

Pendant la saison sèche, c'est-à-dire de janvier à juin, la moyenne des degrés hygrométriques observés à Colon, a donc été de 78° ; tandis que dans la saison humide, elle a été de 68°,1. Mais il est à remarquer que le degré hygrométrique est, non pas la quantité absolue de vapeur existant dans un volume donné d'air, mais le rapport de cette quantité à celle que ce volume contiendrait s'il était saturé à la même température, et que c'est évidemment la première quantité qui se remarque en si grande abondance dans les climats équatoriaux.

Le tableau suivant donne les degrés hygrométriques de l'air et les quantités de pluie tombée, résultant des observations faites à Colon pendant la période considérée.

MOIS.	HUMIDITÉ relative par jour.	PLUIE	
		Hauteur en millimètres.	Nombre de jours.
Mars 1881....	76.0	275.0	5
Avril —	76 0	63.6	17
Mai —	82.6	255.0	18
Juin —	86.6	388.0	26
Juillet —	86.6	311.0	25
Août —	88.0	164.0	23
Septembre —	87.0	160.3	21
Octobre —	88.0	328.0	23
Novembre —	86.3	561.6	22
Décembre —	80.3	262.5	21
Janvier 1882....	78.2	42.3	10
Février —	77.3	27.5	12
Totaux........	993.2	2838.8	223
Moyenne......	82.7	»	»

Cette grande somme d'humidité de l'air est en rapport avec la quantité considérable de pluies qui tombent dans le courant de l'année. Mais cette quantité de pluies n'est pas également rétribuée dans le cours de l'année : et c'est son apparition et sa suppression brusques qui ont fait classer les saisons de l'isthme en deux bien distinctes : saison des pluies et saison sèche.

Cette question a été fort bien traitée dans la note suivante, présentée à l'Académie des sciences dans sa séance du 26 février 1883, par M. Ferdinand de Lesseps :

« M. John Stivens, directeur de la Compagnie du gaz, à Panama, vient de publier un tableau récapitulatif des observations de pluies qu'il a suivies dans cette ville avec beaucoup de soin, pendant les quatre années de 1879 à 1882.

Voici ce tableau, où les hauteurs de pluie sont indiquées avec le mètre pour unité :

	1879	1880	1881	1882
Janvier............	0m001	0m048	0m004	0m0
Février............	0.064	0.003	0.004	0.003
Mars..............	0.145	0.004	0.009	0.0
Avril	0.141	0 011	0.082	0.025
Mai...	0.261	0.113	0.263	0.133
Juin..............	0.164	0.127	0.350	0.157
Juillet...........	0.201	0.251	0.183	0.136
Août.............	0.184	0.291	0.114	0.103
Septembre........	0.229	0.201	0.227	0.103
Octobre...........	0.249	0.300	0.246	0.170
Novembre	0.488	0.164	0.247	0.277
Décembre.........	0.025	0.140	0.063	0.051
Totaux.......	2m152	1m683	1m792	1m158

Comme on le voit, l'année 1879 a été extraordinairement pluvieuse, ou, ·pour parler plus exactement, c'est le mois de novembre surtout qui l'a été.

La lecture de ce tableau conduit à quelques remarques intéressantes.

La saison des pluies, dans l'isthme, dure à peu près 6 mois, de mai à novembre, sauf une interruption de quelques semaines à la fin de juin et au commencement de juillet. — Cette abondance des pluies pendant une saison qui, astronomiquement parlant, est l'été, comme dans nos climats, s'explique, ainsi qu'on l'a indiqué dans les *Bulletins* des 1er juin, 1er août et 15 octobre 1882, par la marche de la nappe d'air ascendante qui accompagne la courbe des maxima de température journalière, dans son mouvement oscillatoire annuel de chaque côté de l'équateur thermique.

Le mouvement de cette courbe est, à son tour, intimement lié au mouvement annuel du soleil de chaque côté de l'équateur géographique.

Comme le soleil passe au zénith de l'isthme, à l'heure de midi, deux fois par an, aux dates du 13 avril et du 29 août, la nappe ascendante couvre l'isthme du commencement de mai à la fin de juin, et de la fin de juillet au commencement de décembre.

Ces deux intervalles, dont l'ensemble va du commencement de mai au commencement de décembre, constituent à eux deux la saison des pluies, ou hivernage (*invierno*), qui est ordinairement interrompue par le petit été de Saint-Jean (*veranito*), ayant une durée de quelques semaines à partir de la fin de juin. Le restant de l'année constitue la saison sèche, ou été (*verano*).

Pendant la saison sèche, la nappe ascendante est tout entière au sud de l'isthme de Panama ; pendant le petit été de Saint-Jean, qui, quelquefois, est à peine sensible, elle est tout entière au nord de l'isthme.

Au nord de la nappe ascendante, règne l'alizé de l'hémisphère boréal, qui, sur l'isthme, affecte en général la direction du nord-est.

Au sud de cette même nappe, règne l'alizé de l'hémisphère austral, qui, sur l'isthme, affecte en général la direction du sud.

Dans l'intérieur de cette nappe, à la surface du sol, le vent est faible et indécis. C'est alors, pour l'isthme, la période des calmes, le règne des petites brises venant tantôt de la terre, tantôt de la mer, suivant l'heure du jour.

Ces points de la météorologie générale du globe vont nous servir à expliquer les particularités du régime des pluies dans la région qui nous intéresse.

Et d'abord, on comprend que, pendant que la nappe ascendante est sur l'isthme, règne la saison des pluies, car les alizés, qui sont des vents bas rasant la surface des océans, accumulent dans cette nappe des amas de vapeur qui, en s'élevant, trouvent dans les hautes régions de l'atmosphère des températures de plus en plus basses et s'y condensent, produisant ainsi cette voûte de nuages perpétuels qui entoure la terre comme d'un anneau obscur, appelé par nos marins *Pot-au-Noir*, par les marins anglais et américains *Cloud-Ring* (anneau de nuages), et d'où s'échappent constamment, pendant la saison des pluies, les averses des régions intertropicales.

En outre, à proximité de l'isthme, passe dans la mer des Antilles le courant équatorial, qui plus loin, au sortir du canal de la Floride, prend le nom de *Gulf-Stream*. Les eaux de ce courant, qui vient de l'équateur, sont évidemment d'une façon relative, toujours chaudes, et par conséquent l'air qui passe au-dessus se charge d'une grande quantité de vapeur d'eau ; arrivant sur l'isthme avec la faible vitesse que le vent a constamment dans la nappe ascendante, c'est-à-dire pendant la saison des pluies, il est forcé de s'élever, puisqu'il pénètre dans cette nappe, et d'ailleurs le relief marqué du sol, par suite de la présence de l'arête longitudinale de la Cordillière, lui imprime cette même direction ascendante ; en s'élevant, il se dilate, et alors se refroidit ; de là, une cause particulière d'abondance de pluies, au moins sur le versant de l'Atlantique.

Cette cause n'existe pas sur le versant du Pa-

cifique, parce que le courant général de cet océan,
le long de la côte de l'isthme, est de sens inverse
à celui du courant de la mer des Antilles ; ce courant vient au contraire du nord, et, par conséquent, ses eaux sont moins chaudes et fournissent
moins de vapeur à l'air qui en rase la surface.

Ceci explique évidemment pourquoi il pleut
plus à Colon qu'à Panama, et pourquoi, au fur et
à mesure qu'on s'éloigne de la côte de l'Atlantique, la quantité de pluie va en diminuant.

Ainsi, dans l'île Naos, qui est située dans la baie
de Panama et où la Compagnie du Canal a installé
un observatoire météorologique, les quantités de
pluie recueillies sont encore moindres qu'à Panama.

Les chiffres du tableau précédent, comparés
à ceux que la Compagnie a obtenus dans ses ob-
servatoires de Colon, de l'île Naos et de l'intérieur
de l'isthme, prouvent ces faits d'une façon qui
paraît absolument irréfutable.

Un autre fait qu'on remarque aussi, c'est que
l'augmentation des pluies, d'un versant à l'autre,
est surtout marquée pendant les quatre ou cinq
mois de la seconde période de la saison des pluies,
et ceci s'explique par suite de cette circonstance
que, pendant la première période, qui est à peine
de deux mois, mai et juin, les vents du sud se font
plus sentir que pendant la seconde période, ce
qui revient à dire que les vents du nord appa-

raissent davantage dans cette dernière période ; comme, d'ailleurs, ceux-ci, quand ils sont faibles, ainsi qu'ils sont toujours pendant la saison des pluies, amènent beaucoup plus d'eau sur l'isthme que les vents du sud, et aussi plus sur le versant de l'Atlantique que sur celui du Pacifique, comme en outre ils arrivent surtout en novembre, tout en étant encore modérés, c'est dans la seconde période et principalement dans ce mois que ces différences sont marquées (1). »

Au chapitre précédent, nous avons déjà indiqué quelle était la conséquence de la grande quantité d'eau tenue en suspension dans l'air.

Nous pouvons ajouter avec Nielly qu'elle « favorise en outre le développement et la multiplication des germes infectieux, gaz ou corps organisés répandus dans l'air et provenant soit du sol, soit du milieu humain. La fréquence des cas de fièvre palustre, de fièvre jaune, de choléra, de peste et de dengue comptent, sans aucun doute, l'état de saturation hygrométrique parmi les facteurs de leurs infectieux : à cet égard, les épidémiologistes sont d'accord. »

(1) Bull. du Canal int., p. 729.

§ 6.

Nature des eaux, vents, sol et localités.

A. *Eau.* — Le rôle de l'eau dans l'alimentation est des plus importants. Dans les pays à température élevée surtout, où la transpiration est abondante, la quantité d'eau ingérée par jour est considérable et joue un rôle physiologique sérieux dans l'acte de la digestion : les boissons sont en effet destinées à dissoudre les aliments et elles facilitent l'action des organes digestifs. Aussi ne saurait-on attacher trop d'importance à la nature de l'eau, dont la mauvaise qualité peut avoir des conséquences graves sur l'organisme. Sous le rapport de la composition chimique, les eaux de l'isthme sont généralement bonnes.

Nous ne saurions mieux faire, du reste, que de reproduire à ce sujet l'analyse faite sur trois eaux prises le long du tracé du canal, par M. Aillaud, pharmacien central de la Compagnie.

« Deux de ces eaux proviennent de puits creusés dans le massif de la Culebra, près du village d'Emperador, qui est situé sur le versant de l'Atlantique à peu près au 50ᵉ kilomètre du canal à partir de son extrémité nord ; la troisième est celle d'un petit fleuve, le Rio-Grande, qui se jette dans le Pacifique, près et au Sud de la ville de Panama, et qu'il est question, depuis quelques années, d'utiliser pour l'alimentation de cette ville.

EAUX D'EMPERADOR. — *Puits Jacquemin.* Le puits Jacquemin, de près de 10 mètres de profondeur, est situé au campement même d'Emperador, et est destiné à l'alimentation du personnel de ce campement.

A la fin du mois d'avril, la saison sèche était à sa fin et l'eau dans le puits était très basse. De plus, comme elle n'avait pas été renouvelée depuis une vingtaine de jours, elle dégageait une odeur putride d'hydrogène sulfuré et de matières organiques en décomposition. Des éclats de bois, des feuilles vertes, des détritus de matières animales flottaient à sa surface et semblaient par leur présence expliquer les exhalaisons de cette eau, considérée dans le principe comme une eau sulfureuse naturelle.

Sur notre demande, M. Jacquemin, ingénieur chef de cette section des travaux du canal, fit d'abord vider et nettoyer le puits, puis répéter cette opération tous les jours pendant une semaine. L'analyse chimique de l'eau extraite ensuite de ce puits donna les résultats suivants, qui peuvent être considérés comme représentant sa composition à la fin de la saison sèche :

Carbonate de chaux.	0.074
— de magnésie	0.035
— de fer.	0.003
Sulfate de chaux.	0.046
— de magnésie (traces).	
Chlorure de sodium	0.046
— de potassium.	0.011
— de magnésium.	0.057
Fluorure de calcium	0.004
Silice . . . . . . , ...	0.041
Alumine	0.020
Matières organiques	0.012
Total.	0.349

L'odeur d'acide sulfhydrique que présente cette eau, après quelques jours de stagnation, s'explique facilement par la présence du sulfate de chaux. Ce sel, en contact avec une quantité sensiblement élevée de matières organiques en décomposition, se transforme, par la perte de son oxygène, d'abord en sulfure de calcium qui, sous l'influence de l'acide carbonique de l'air, ne tarde pas à produire un dégagement d'hydrogène sulfuré suffisant pour communiquer au liquide une odeur et un goût désagréables.

Néanmoins cette eau peut, au besoin, être employée en boissons.

Nous conseillerions pour cela :

1° De faire établir au fond de ce puits un lit de charbon concassé de 10 à 15 centimètres d'épaisseur,

2° De fermer ce puits afin d'arrêter tout corps étranger.

3° De faire épuiser chaque jour un certain volume d'eau de manière à renouveler constammen sa surface.

4° De filtrer cette eau au charbon comprimé.

L'eau du puits Blanchet moins chargée de matières organiques et dont nous allons donner l'analyse nous paraît préférable sous tous les rapparts.

Puits Blanchet. Le puits Blanchet est un des plus nombreux sondages exécutés le long du tracé du Canal, en vue de la détermination de la nature du terrain dans laquelle devra être ouverte la tranchée du canal. Il est au 51ᵉ kilomètre à partir de l'Atlantique et a été arrêté à une profondeur de 51 mètres; mais l'eau s'élève dans l'intérieur de ce puits à 3 ou 4 mètres au-dessous du sol, et il serait facile tant à cause de la déclivité des terrains avoisinants que du niveau du liquide, d'obtenir un écoulement continu et par suite un renouvellement constant de cette eau.

La différence de poids des matières organiques, la composition de cette eau et surtout la faculté d'obtenir un déversement continu, ne nous laissent aucune hésitation, dans le choix, entre ces deux puits, dont le dernier doit donner, après filtration, point sur lequel nous ne cesserons d'insister, une eau très potable et de bonne valeur.

Cette eau contient par litre :

Carbonate de chaux		0.011
— de magnésie		0.006
— de fer		0.002
Sulfate de chaux		0.012
— potasse		0.019
— magnésie		0.023
Phosphates (traces)		
Chlorure de calcium		0.027
— sodium		0.095
— magnésium		0.045
Fluorure de calcium (traces)		
Silice		0.009
Alumine		0,011
Matières organiques		0.008
Pertes		0.012
Total		0.280

EAU DU RIO-GRANDE. — L'eau qui nous occupe a été puisée entre les stations de Paraiso et de la Culebra, dans une vaste dépression de terrain, étranglée par des rocs à pic espacés seulement par 8 à 10 mètres d'ouverture. En ce point un facile barrage permettrait, ainsi que l'a proposé M. l'ingénieur Sosa, de fermer ce col et d'emmagasiner dans ce large bassin un volume d'eau plus que suffisant à l'alimentation de la ville de

Panama, fortement éprouvée pendant la saison sèche.

Dans cette partie de son cours, le Rio-Grande de Panama n'est pendant l'été qu'un simple ruisseau de 2 à 3 mètres de largeur, roulant paisiblement ses eaux limpides et fraîches sur un lit de roches et de cailloux doléritiques.

De distance en distance, le Rio cascadant de quelques pieds de hauteur a creusé des cuvettes peu profondes, où, à basses eaux, se réunissent les diverses peuplades du fleuve : poissons, mollusques et crustacés. Nous avons trouvé là de nombreux exemplaires d'un joli mollusque gastéropode, une mélanie tronquée qui nous paraît nouvelle et propre au Rio-Grande, un décapode macroure de la famille des astaciens, aux pinces annelées de couleurs vives, jaunes et noires, formant un étrange contraste sur la lividité de la carapace, enfin deux ou trois genres de poissons.

Nous reviendrons du reste bientôt et plus longuement sur ce sujet en donnant une étude zoologique de la vallée du Rio-Grande.

L'eau du Rio-Grande est ici pendant l'été d'une limpidité parfaite, incolore, sans odeur, d'une saveur légère et agréable, bien aérée et fraîche, relativement à la température ambiante.

L'analyse opérée sur un volume d'eau assez

considérable nous a donné les résultats suivants que nous ramenons au litre :

Température de l'eau......	23° c.
Air ambiant..........	27° c.
Carbonate de chaux...........	0.032
— magnésie.........	0.015
— fer...........	0.009
— manganèse (traces)	
Sulfate de chaux...........	0.011
— magnésie (traces)	
— alumine..........	0.007
Chlorure de sodium..........	0.020
— potassium.........	0.016
Fluorure de calcium..........	0.019
Silice.............	0.051
Ruthénium (traces)	
Matières organiques.........	0.003
Total......	0.183

Nous ne voyons rien dans la constitution chimique de cette eau, qui puisse motiver l'accusation que nous avons bien souvent entendu formuler contre les eaux de l'Isthme, auxquelles on a surtout reproché, ainsi qu'aux eaux de la Guyane, et leur pauvreté en principes minéralisateurs et leur trop grande teneur en matières organiques.

Quoique faible, la somme des principes salins est encore supérieure à celle de la plupart de nos fleuves d'Europe. La Loire, près Orléans, ne contient que 0.134 de résidu fixe par litre, la Garonne 0.136, le Rhône à Genève 0.182, le Rhin à Bâle 0.169, le Danube à Vienne 0.144, la Sprée à Berlin 0.114.

Les matières organiques atteignent ici le poids de 0.003 par litre ; elles sont d'égale quantité dans le Rhin, de 0,004 dans la Seine (Saint-Ouen), de 0,005 dans la Tamise (London-Greenwich), et de 0,100 à London-Bridge. N'oublions point que les matières organiques que nous rencontrons ici proviennent principalement de feuilles sèches tombées dans le Rio, tandis que nos fleuves européens reçoivent toutes les déjections des grandes villes qu'ils arrosent, déjections autrement pernicieuses que ne peuvent l'être les produits que nous rencontrons dans le Rio-Grande.

Rappelons ici les paroles de **M.** Belgrand à propos de la Seine : (1) « Lorsqu'il s'agit d'une grande capitale comme Paris, il arrive un moment où le fleuve, qui reçoit malgré toutes les précautions une quantité notable des immondices d'environ 2 millions d'êtres humains, ne donne plus qu'une eau sinon empestée, du moins fort insalubre. »

Ici, rien de pareil ; Européens et Indigènes négligent l'emploi du filtre ; l'état sanitaire n'en reste pas moins excellent, et les épidémies de

____

(1) Rapport de la commission d'enquête administrative chargée d'examiner le projet de dérivation des sources de la Dhuys (1861, page 56).

diarrhée, dyssenterie, choléra et autres nous sont encore ignorées.

Le seul reproche que l'on puisse, à notre avis, adresser à cette eau, doit porter sur sa pauvreté en sels calcaires, en carbonate surtout, et la présence exagérée de la silice.

La chaux, on l'oublie trop souvent, est aussi indispensable à l'adulte qu'à l'enfant. Si chez le dernier elle fournit à l'ossification et à la formation des tissus, elle pourvoit chez le premier aux pertes de la désassimilation, beaucoup plus rapides que dans le jeune âge.

La nourriture habituelle d'un ouvrier adulte est en général, surtout dans les pays chauds, insuffisante à fournir les matières minérales indispensables au renouvellement de ses tissus.

Nous avons, en effet, en prenant la ration normale d'un travailleur :

```
Pain . . . . . . . . . . . . . . .   830 grammes.
Viande fraîche. . . . . . . . .   240    —
Graisse. . . . . . . . . . . . .   Q. S.
```

Le calcul des proportions de chaux et de silice contenues dans ces aliments nous donne donc :

830 grammes de pain. . .	0.717	0.100
240 — de viande. .	0.060	(traces)
Total.	0.777	Total. 0.100

Or, si nous éliminons par 24 heures 2 gr. 024

de chaux et 0 gr. 169 de silice, nous devons retrouver chaque jour 1 gr. 247 de chaux et 0 gr. 161 de silice.

Les eaux étant, en dehors de la ration journalière de l'ouvrier, le seul aliment constant, elles doivent autant que possible compenser par leurs matériaux les dépenses continues de cette désassimilation.

Ce défaut est peu grave, et nous pouvons facilement y remédier par une alimentation appropriée.

Quel sera sur l'économie le rôle de la silice, dont les proportions sont ici un peu exagérées ? On lui a reproché de faciliter la carie dentaire, et, en effet, cette affection est très développée dans le Noyonnais, dont les eaux sont fortement siliceuses.

La présence du Ruthénium, que nous ne sachions pas encore avoir été constatée dans les eaux, nous a d'abord fortement embarrassé, et ce n'est qu'en opérant sur des quantités importantes de résidus salins que nous avons pu arriver à en isoler quelques centigrammes. Nous avions espéré un instant retrouver des traces des sels d'Osmium, d'Iridium, et de Rhodium qui généralement accompagnent ce corps; des recherches les plus attentives ne nous ont donné, jusqu'à ce jour, que **des résultats négatifs.**

L'existence de ce corps est difficile à expliquer dans l'eau du Rio-Grande, car on ne connaît dans la contrée ni osmiures, ni sables platinifères, ni quartz aurifères.

En résumé, les eaux du Rio-Grande de Panama, puisées à une certaine hauteur et avant leur entrée dans les terrains marécageux, offrent les caractères d'une bonne eau potable, caractères qui peuvent encore être améliorés par un filtrage au charbon comprimé, qui les débarrassera sinon de la totalité du moins d'une grande partie des traces de matières organiques, qu'elles renferment.

Panama, le 22 mai 1882.

Le pharmacien central,

L. AILLAUD. »

Il nous reste encore à examiner, d'une façon plus générale, l'influence des cours d'eau sur les pays qu'ils traversent.

Ils peuvent agir de deux manières bien différentes, l'une favorable, l'autre nuisible. Si les rivières ont un courant rapide, si elles sont bien endiguées ou bien contenues dans leur lit naturel, avec des bords plus ou moins escarpés et assez élevés pour les contenir dans leurs crues, elles sont en général très favorables aux pays qu'elles arrosent ; elles y entretiennent de la fraîcheur, favorisent la végétation, et fournissent de l'eau en abondance pour les besoins de la vie. En même temps, leurs ondes, emportant avec elles toutes les immondices végétales et animales, en préviennent ou modèrent la décomposition par le mouvement qu'elles leur impriment. Ainsi, sous ce point de vue, on peut dire que les fleuves rapides, bien encaissés, exercent une bonne influence sur la salubrité des contrées qu'ils parcourent.

Mais, d'un autre côté, les cours d'eau sont malheureusement le plus souvent nuisibles dans les pays chauds ; grossissant énormément dans la saison des pluies, ils débordent, inondent les pays environnants, et, lorsqu'ils se retirent, laissent, sur leurs bords, les plaines à demi couvertes d'eaux chargées de détritus organiques et exposées au soleil ardent de ces climats.

Ces eaux sont alors dans les conditions des eaux stagnantes ; ce sont de véritables marais et de nouveaux foyers de miasmes.

B. *Vents.* — La direction des vents a une grande influence sur la salubrité d'une région. Au point de vue de leur direction et de leur constance, l'isthme a deux époques distinctes correspondant aux saisons sèche et humide : de décembre à mai, les vents de la région Nord et principalement du Nord-Est soufflent constamment puis, à partir du mois de mai, leur direction est indécise ; leur intensité faible. Or, cette absence de vent est une des causes qui contribuent le plus à rendre la saison humide plus insalubre que la saison sèche. L'apport d'un air pur, riche en oxygène, par les courants généraux de l'atmosphère est, en effet, une condition indispensable de salubrité. L'importance capitale du rôle dévolu aux vents comme purificateurs de l'atmosphère devient surtout sensible par les contrastes que présentent des contrées placées en apparence dans les conditions de climat tout à fait semblables dont les unes paraissent salubres et les autres infectées. Les vents faibles, indécis, à faible tension électrique, semblent, en outre, être une des causes des troubles nombreux de l'intervention et de la prédisposition aux maladies endémiques, tandis que les vents alizés, soufflant pendant la saison sèche, doivent leurs propriétés vivifiantes à leur passage comme vents d'évaporation sur les mers où ils se chargent de vapeur d'eau et d'électricité positive.

« Les vents frais succédant aux températures élevées, les vents nocturnes du Sénégal, des Antilles et en général de toutes la zone torride, sont, nous l'avons déjà dit, rarement la cause de maladies *a frigore* de l'appareil cardio-pulmonaire, des reins et des séreuses articulaires, mais ils provoquent fréquemment la paralysie faciale, la diarrhée, la dyssenterie, l'hépatite.

Les vents transportent l'infectieux paludique. Ce n'est pas par elle-même, dit Dutroulau, que telle aire de vent est salubre ou insalubre, mais surtout à cause de la nature des terres sur lesquelles passe le courant atmosphérique avant d'arriver aux centres de population. Pour les lieux entourés de marais, la fièvre sévit par tous les vents; mais, pour ceux placés à une certaine distance des foyers palustres, il n'y a d'insalubres que les vents qui passent sur ces foyers avant d'y arriver. Or, à ce point de vue, les mêmes vents peuvent être salubres dans une localité, insalubres dans l'autre, attendu qu'ils ne sont que le véhicule du miasme.

L'influence des vents sur le transport de l'infectieux de la fièvre jaune et de ceux du choléra, de la peste et de la dengue, paraît nulle : sa recherche, dans tous les cas, n'a donné que des résultats insignifiants ou contradictoires (1). »

Voici, du reste, les conclusions auxquelles a pu conduire l'examen des relevés détaillés de la direction des vents dans les régions inférieures de l'atmosphère, publiés par le bureau météorologique de la Compagnie du canal (2) :

« 1° Les vents de la région Nord et principale-

(1) Nielly. *Hygiène des Européens etc.*, p. 62.
(2) Bul. du Canal. p. 649

ment le vent du Nord-Est ont soufflé jusque dans les environs dn 12 mai ; évidemment, l'alizé de l'hémisphère boréal régnait jusque-là et la nappe ascendante était au sud de l'Isthme. En même temps, les nuages obéissant au contre-alizé supérieur venaient constamment de la région Sud et principalement du Sud-Ouest.

A partir du 12 mai, ou à peu près, le vent devient plus indécis et perd de sa force. Les vents de la région Sud dominent sensiblement dans la partie inférieure de l'atmosphère ; mais cet effet est probablement plus marqué dans les années où apparaît le petit été de la Saint-Jean, qu'il ne l'a été en 1881. Les nuages accusent au contraire des vents du Nord.

Seulement, il faut remarquer que l'alizé et le contre-alizé supérieur de l'hémisphère austral, qui arrivent alors sur l'Isthme, perdent leur direction Est pour se rapprocher du méridien et passer même un peu à l'Ouest ; l'alizé du Sud-Est passe au Sud et même au Sud-Ouest ; le contre-alizé du Nord-Ouest passe au Nord et même au Nord-Est. Ceci est un effet naturel de la diminution de grandeur qu'éprouvent les parallèles terrestres en s'éloignant de l'équateur.

Pendant tout le restant de la saison des pluies, les vents tant inférieurs que supérieurs conservent leur direction indécise et leur faible intensité. Mais au fur et à mesure que cette saison approche de sa fin, les vents de la région Nord apparaissent de plus en plus dans la partie inférieure de l'atmosphère ; toutefois, ce sont plutôt ceux du Nord-Ouest que ceux du Nord-Est, qui se font sentir et, par conséquent, l'alizé de l'atmosphère boréal ne paraît pour ainsi dire pas jusqu'au commencement de décembre.

Il est probable que ces vents d'entre Nord et Nord-Ouest qui soufflent sur l'isthme dans les derniers mois de l'année, viennent de la branche descendante du grand courant aérien du Pacifique Nord, dont la marche est déterminée par le courant marin appelé *Kuro-siwo* ou courant noir, qui dans cet océan est l'analogue du Gulf-Stream de l'Atlantique Nord. Cette branche, qui suit principalement la vallée du Mississipi, produit dans le golfe du Mexique et la mer des Antilles ces coups de vent appelés *norte,* si connus des marins (1), et acquiert de l'énergie particulièrement dans les deux ou trois derniers mois de l'année, alors que l'appel d'air de l'hémisphère boréal vers l'hémisphère austral est lui-même énergique et que le régime de l'alizé n'est pas encore bien établi.

(1) L'influence de la vallée du Mississipi sur l'apparition des nortes dans le golfe du Mexique parait tout à fait la même (sauf la proportion., bien entendu) que celle de la vallée du Rhône sur l'apparition du Mistral dans le golfe du Lion.

Jusqu'au commencement de décembre, ce sont donc plutôt les vents du Nord-Ouest que ceux du Nord-Est qui ont annoncé la fin de la saison des pluies. Toutefois, dès la fin de novembre, les nuages commençaient déjà à être poussés par des vents du Sud-Ouest. Mais subitement, à la date du 10 décembre, le vent s'est mis à souffler d'entre Nord et Nord-Est, et n'a plus du tout varié de direction jusqu'à la fin de février; c'était l'alizé de l'hémisphère boréal qui faisait son apparition, en même temps que la saison sèche, tandis que le régime du contre-alizé supérieur était déjà établi, depuis une dizaine de jours, dans les régions supérieures de l'atmosphère.

2° Nous venons de faire connaître la marche générale du vent dans le courant d'une année. Mais il éprouve dans le courant d'une journée des changements dont les causes sont, pour ainsi dire, locales.

Remarquons, en effet, que dans la direction du sud-est de l'isthme se trouve un continent fort étendu, traversé dans sa partie la plus large par l'équateur. Cette masse continentale, échauffée fortement dans la journée, en toute saison, produit une aspiration d'air tout autour d'elle et en particulier sur l'isthme de Panama, aspiration qui doit être moins énergique pendant la période que nous avons appelée l'été, que pendant l'hiver. Il y a là

une cause absolument semblable à celle qui produit les moussons dans la mer des Indes, ou les
brises de mer sur les côtes; seulement, le régime
d'une mousson embrasse le cours d'une année,
tandis que celui d'une brise de mer ne dépasse
pas une journée.

Ici, comme pour les brises de mer, la masse
de l'Amérique méridionale amène journellement
une déviation du vent de l'isthme vers le Nord et
le Nord-Ouest, et c'est ce que les observations du
vent, à 1 heure de l'après-midi, font ressortir. Il
faut toutefois remarquer que, bien que l'aspiration en question soit plus forte en hiver qu'en été,
l'alizé, qui est un vent généralement énergique,
éprouve une déviation assez faible vers le Nord-
Ouest; aussi est-ce plutôt la direction du Nord
qu'indiquent les observations de 1 heure, pendant
la saison sèche, tandis que l'on voit apparaître
davantage celle du Nord-Ouest pendant la saison
des pluies. En novembre, l'aspiration vers l'Amérique méridionale est déjà forte et l'alizé n'a pas
encore paru: c'est pourquoi le vent du Nord-Ouest
a été fréquent pendant ce mois, surtout à 1 heure
de l'après-midi; de même, en décembre, il n'a
paru que dans les premiers jours, quand l'alizé
ne s'était pas encore fait sentir.

3° A Colon, les nortes dont nous avons parlé
tout à l'heure se font sentir quelquefois et ce sont

es seules perturbations atmosphériques un peu graves de ce climat. D'ailleurs, on y compte au plus un de ces coups de vent en moyenne par an ; et encore leur caractère dangereux n'existe-il pas toujours. Les nortes de 1878 et 1879 ont été tous deux très forts ; par contre, celui de 1880, en février, a passé presque inaperçu, et depuis il n'y en a plus eu un seul.

Ces coups de vent sont remarquables par la rapidité avec laquelle ils arrivent ; ni l'aspect du ciel, ni le baromètre n'en annoncent l'approche, et en quelques minutes ils ont atteint toute leur violence, qu'ils conservent habituellement plusieurs heures, quelquefois même plus d'un jour. Les plus violents sont ceux qui viennent en novembre ou décembre, et ce fait s'explique facilement d'après ce que nous avons dit tout à l'heure. »

§ 8.

Sol et localités.

D'après ce rôle des vents sur la salubrité d'une région, il est facile de comprendre qu'une contrée est d'autant plus salubre que l'air y est facilement renouvelé, c'est-à-dire qu'elle se trouve placée dans les meilleures conditions de ventilation. Les grandes plaines, les plateaux étendus sont généralement salubres, tandis que les plaines étroites, encaissées, dont la configuration a pour consé-quence la stagnation des couches d'air, sont les foyers de miasmes. La garantie d'une situation favorable est en somme la hauteur relative, ou le fait de ne pas être dominé par les localités immé-diatement voisines.

Il faut aussi faire entrer en ligne de compte la configuration géologique du terrain. Le terrain marécageux est le plus propice au développement du miasme paludéen : mais le génie et le travail humain peuvent lutter avec avantage contre les effets nuisibles d'un terrain malsain.

M. Verbrugghe décrit ainsi la nature du terrain de Colon à Panama :

« Le tracé géologique et la coupe du terrain, en allant de l'Atlantique vers le Pacifique, indiquent que, pendant le premier tiers environ, il traverse des vases, des coraux, des alluvions de toute nature et des marécages. A peine, de loin en loin, rencontre-t-il des tufs et des conglomérats trachytiques.

Après cette première partie, le canal, épousant la vallée du Chagres, rencontrera encore des couches épaisses d'alluvions ; le sol qui supporte ces alluvions, d'une hauteur moyenne de 7 mètres, est composé de tufs, de conglomérats et de brèches trachytiques.

Vers San Pablo et Baila-Monos, la couche d'alluvions est moins épaisse; les tufs trachytiques se montrent d'une façon plus continue, les trachytes alternent avec les dolérites.

Vers le 44ᵉ kilomètre, le trachyte et la dolérite de plus en plus abondants constituent un vérirable massif; un massif de basalte d'une longueur de 1 kilomètre environ fait suite au massif doléritique.

Après le basalte, on retrouve la dolérite sur une longueur de 4 ou 5 kilomètres. A Pedro-Miguel, on retombe dans les terres d'alluvion; l'épaisseur des couches, par suite de l'escarpement plus prononcé des versants, est moins grande du côté du Pacifique que vers l'Atlantique : enfin, sur les bords mêmes de la mer, on se heurte à des grès rouges, stratifiés horizontalement, analogues à la gaize des Ardennes. »

Il va sans dire que ce ne sont là que des données provisoires, que les travaux du canal permettront bientôt d'établir d'une manière définitive.

CHAPITRE III

Des causes dépendantes de l'individu.

§ 1.

Alimentation.

L'alimentation joue également un rôle primordial sur la vitalité de l'homme dans les pays chauds ; la nourriture doit, en effet, être conforme aux besoins qu'a l'organisme d'y puiser tel ou tel élément nécessaire pour réparer l'usure plus ou moins considérable d'un organe donné. Si, sous l'influence d'une température élevée, un organe a des fonctions plus développées qu'il ne les avait primitivement dans un climat tempéré, il est évident que l'organisme devra trouver dans l'alimentation les moyens de fournir à ce fonctionnement anormal ; et, dans certain cas, au contraire, il faudra supprimer les aliments réparateurs de cet organe pour en amener l'atrophie.

Dans les pays froids, où le système respiratoire est le plus développé, les substances, dites respiratoires, telles que graisse, alcool, seront absorbées en grande quantité. Dans les pays chauds, au contraire, ces aliments seront proscrits et seront remplacés par ceux qui tendront le moins à élever la température.

Aussi la nourriture est-elle essentiellement végétale. Nous avons vu que le système digestif devient paresseux; cette difficulté de digestion est encore une des raisons qui imposent ce genre de nourriture. En effet, les substances végétales appellent moins de sang vers l'estomac, s'y altèrent peu, et excitent moins de réaction circulatoire; l'ingestion des fruits n'en détermine aucune; et leur absorption élève peu la température animale. Cette nourriture, peu réparatrice, favorise l'accumulation de la graisse, en versant dans l'organisme un superflu d'éléments combustibles, et détermine l'embonpoint. En revanche, sous l'influence de ce régime, les muscles s'émacient, s'appauvrissent, l'anémie ne tarde pas à se manifester. Si l'on y ajoute une alimentation animale, celle-ci diminue la quantité d'acide carbonique exhalée, accélère le pouls, les mouvements respiratoires, et augmente la chaleur animale : mais à côté de cet inconvénient elle élève aussi le chiffre des globules du sang, en abaissant proportionnellement celui de l'eau; elle peut éviter de la sorte l'état d'anémie si fréquent dans les pays chauds.

On peut en conclure que, théoriquement, l'homme vivant sous un climat torride doit avoir plutôt besoin d'aliments azotés que d'aliments combustibles, propres à produire ou à augmenter la chaleur animale. Pourtant, il ne semble pas en être ainsi dans la pratique.

Comme le fait si justement observer Delteil, il n'est pas possible d'appliquer aux races des pays intertropicaux les théories admises en Europe sur le régime alimentaire propre aux travailleurs. Des centaines de millions de créatures, en Chine, dans l'Inde et ailleurs, vivent presque exclusivement de riz et de féculents que la nature a prodigués sous tant de formes dans les régions chaudes, semblant préparer, avec sa prévoyance accoutumée, la nourriture la mieux appropriée aux peuples qui les habitent. Non seulement ces populations n'en souffrent pas, mais tout porte à croire que tout autre genre d'alimentation leur serait nuisible (1).

Quoi qu'il en soit, le déchet que le mouvement nutritif détermine porte sur chacun des principes qui entrent dans la composition du corps : la qualité alimentaire ne peut donc être refusée aux boissons qui réparent la déperdition liquide ; comme cette déperdition est considérable dans

____

(1) Delteil, *Considérations sur le climat et la salubrité de la Réunion.*

les pays chauds, à cause de la transpiration continuelle et abondante, le volume du liquide ingéré
devra être également élevé, pour réparer la quantité d'eau absorbée par les fonctions cutanées. La
nature des boissons devra, par conséquent, y être
d'espèce et de qualité choisies, car elles constituent un mode de véhicule pour les miasmes et les
substances délétères.

Les mêmes causes qui déterminent la répulsion
pour les matières grasses s'opposent à l'ingestion
de liquides alcooliques. La circulation sanguine,
déjà gênée par une hématose incomplète, le devient plus encore quand l'organisme a absorbé
une certaine quantité d'alcool ; le sang, alors, ne
parcourt plus librement les vaisseaux pulmonai-
res, ce qui produit l'engouement du poumon. Les
mouvements respiratoires diminuent à la suite de
cette quantité d'air insuffisante, l'hématose est
incomplète, il y a stase sanguine et tendance à
l'asphyxie.

§ 2.

Habillement.

Le vêtement résume l'ensemble des substances
que l'homme interpose immédiatement entre sa
surface et le monde extérieur : il est, comme le

régime alimentaire, l'un des moyens d'équilibration avec les influences qui l'investissent du dehors, qui lui permettent d'élargir la sphère natale,
et de résister aux agressions plus ou moins violentes de l'atmosphère. Pour défendre la fixité de
sa température centrale contre un milieu plus
chaud que lui-même, il faut que le vêtement n'oppose point à l'évaporation des fluides perspiratoires une barrière impénétrable ; il doit être comme
un tégument de plus, servant, suivant la nature
de sa constitution, à régulariser le jeu des organes
profonds par le degré de stimulation de la peau,
et à lutter par la mobilité des moyens protecteurs
avec la mobilité des états thermométriques, hygrométriques et électriques de l'atmosphère.

La matière propre aux vêtements doit être considérée sous le rapport du rayonnement, de l'absorption et de la conductibilité du calorique.
Ainsi les vêtements de dessous, ou vêtements directs, c'est-à-dire ceux qui s'adressent aux principales fonctions de la peau, sueur, sécrétion de
la peau, etc., devront absorber ces sécrétions au
fur et à mesure de leur production, et pour cela
être faits de matière spongieuse, légère, comme
le coton blanc. Les chemises de toile seront sévèrement proscrites, parce qu'elles forment des
plaques froides aux endroits imprégnés de sueur
et refroidies par l'évaporation.

Pour les vêtements de dessus, qui ne s'adressent pas aux mêmes fonctions de l'organisme, ils devront le protéger contre les effets extérieurs des rayons solaires.

Aussi, le pouvoir rayonnant et le pouvoir absorbant étant sous la dépendance directe de la couleur des vêtements, il sera toujours préférable de les choisir blancs.

Les manteaux de laine ou de coton blancs, recommandés dans les pays intertropicaux, soustraient le corps à l'échauffement des rayons solaires, et leur effet se traduit, pour celui qui les porte, par $7°,9$ de chaleur de moins que sous un vêtement de drap bleu, et de $7°$ que sous un vêtement de drap gris.

Si, cependant, nous nous en rapportons uniquement à l'observation des faits naturels, nous verrons les animaux couverts d'un pelage noir dans les pays chauds, ce qui a amené Rumfort et Sir Ev. Home à conseiller l'usage des vêtements noirs dans les régions tropicales. Or, expérimentalement, le blanc semble préférable. Les expériences du Dr Stark concilient ces faits : si le nègre absorbe plus de calorique par sa surface, il le rayonne dans les mêmes proportions ; lorsqu'il est exposé sans vêtements au soleil, la couleur noire lui est défavorable, mais, à l'état normal, c'est-à-dire à l'ombre, elle le met dans les meilleures conditions pour le débarrasser par voie de rayonnement du calorique en excès.

En revanche, les costumes noirs, qui absorbent mieux que tous les autres les émanations odorantes et retiennent plus facilement les miasmes, sont, pour cela, mauvais dans les pays à miasmes.

La couleur blanche est celle qui a le pouvoir absorbant le moins considérable.

Au point de vue du degré hygrométrique, qui est très élevé généralement dans l'isthme, la couleur et la nature des vêtements ont une grande influence. Cet effet se manifeste de deux manières, suivant qu'ils transmettent à la peau l'humidité de l'air ou qu'ils s'imprègnent des fluides perspiratoires. Dans les deux cas, leur conductibilité de calorique est augmentée ; plus ils sont hygrométriques, moins ils sont chauds ; l'eau qui les imbibe se substitue à l'air emprisonné dans leurs mailles, et devient une double cause de refroidissement, par sa capacité plus grande pour le calorique, et par son évaporation ultérieure, qui enlève à la peau de grandes quantités de chaleur.

D'après les expériences de Percy et celles de Coulier, la toile sèche plus rapidement que le coton, la flanelle et le molleton mettent des heures de plus à dessécher. Dans un pays où la transpiration est abondante et où son évaporation rapide peut produire, par le refroidissement et par l'acte même de sa suppression, des accidents graves, l'usage de la flanelle s'est imposé. Aux effets inhérents à la nature des étoffes, s'ajoute celui produit par l'ampleur du vêtement qui détermine la sphère atmosphérique qui entoure immédiatement le corps : quand les parties du vêtement sont larges et ouvertes en différents points, l'air s'y renouvelle aisément, et leurs ondulations, en rapport avec les mouvements du corps, donnent lieu à une douce ventilation qui rafraîchit la peau en activant l'évaporation des fluides perspiratoires.

Certaines parties du corps sont plus sensibles que d'autres à l'action des rayons solaires : la moindre congestion produite sur la tête peut amener des désordres graves. Chez le nègre, la couche lanugineuse et grasse qui l'enveloppe le protège naturellement ; mais le blanc doit remplacer artificiellement cette protection naturelle.

§ 3.

Habitation.

L'habitation constitue un milieu ambiant, s'isolant en partie de l'atmosphère ; elle délimite une nappe d'air dont l'homme peut modifier la température, l'hygrométrie, les compositions chimiques et le mouvement. Elle peut constituer, par ses mauvaises conditions, un foyer de maladies, suivant le mode de construction qui empêche ou favorise la stagnation de l'air, suivant son plus ou moins d'élévation au-dessus du sol d'où émanent les miasmes, selon, enfin, son orientation relative à la direction des vents.

Au point de vue physiologique, il ne faut pas tenir compte seulement des changements que la respiration et la perspiration font subir à la composition de l'air ; mais il faut surtout considérer que les vapeurs émises par l'homme, à l'aide de ces deux voies d'élimination, se mêlent à l'air et s'y dissolvent ; elles sont accompagnées de matières animales qui sont les plus grandes causes d'insalubrité. Dans beaucoup de cas, où l'air des pièces contenant un grand nombre d'individus affecte péniblement la respiration, l'analyse chimique ne trouve pas dans sa composition un accroissement d'acide carbonique qui puisse expliquer la différence d'effet produit par cet air ; mais une partie de l'oxygène a été employée à brûler, à décomposer ces matières organiques.

Enfin, ce que nous avons dit précédemment, de

l'influence des vents, du sol et des miasmes sur la salubrité d'une localité, fait comprendre les mauvaises conditions des habitations situées sur un terrain bas, humide, exposé à l'action de vents malsains et des bouffées d'effluves maré-cageux.

Il en est de même pour l'alimentation.

DEUXIÈME PARTIE

DES INFLUENCES PATHOGÉNIQUES
ET DE L'ACCLIMATATION

CHAPITRE PREMIER

Des Endémies.

§ 1.

Malaria.

La malaria occupe dans l'histoire naturelle et civile de l'humanité une importance bien supérieure à toutes les maladies endémiques qui nous affligent, parce qu'elle produit à la longue une décadence progressive des races humaines.

Au point de vue *pratique*, on aura une idée de cette importance, si l'on réfléchit qu'elle sévit presque exclusivement sur les 7/10 de la surface terrestre, depuis l'équateur jusque vers les 40es degrés de latitude Nord et Sud (1) et qu'elle

---

(1) La surface de la terre supposée sphérique est donnée par la formule $S = 4\pi R^2$; la surface de la zone comprise entre les 40es degrés de latitude Nord et Sud a pour mesure la surface d'un grand cercle $2\pi R$ multipliée par sa hauteur qui est environ les 0,7 du diamètre de la terre, donc, on a :

$$S = 4\pi R^2$$
$$\text{Zone} = 2\pi R \times 0,7 \times 2R = 4\pi R^2 \times 0,7$$

donc, le rapport des deux surfaces considérées est 0,7. On sait que les régions polaires sont aqueuses et glacées, et dans une plus grande étendue au pôle Sud qu'au pôle Nord.

occupe encore une grande place dans la pathologie des contrées comprises entre les 40ᵐ degrés et les régions plus rapprochées des pôles. C'est donc de beaucoup la plus fréquente des maladies qui frappent l'espèce humaine.

La malaria dérive d'un infectieux spécial d'origine tellurique, introduit dans l'organisme par les voies respiratoires ou digestives, et qui a besoin, pour se produire, des trois facteurs suivants :

1° Accès de l'air jusque dans les couches humides du sol ;

2° Température assez élevée (minimum de (20° C. environ) ;

3° Humidité modérée mais persistante du sol ; il suffit de supprimer un de ces facteurs pour empêcher le développement du miasme.

Voilà pourquoi la sécheresse prolongée l'éteint et pourquoi la pluie qui suit le ressuscite, pourquoi dans certains pays l'hiver le chasse et l'été le rappelle.

Quel est l'agent malarique? Nous ne rappellerons pas toutes les théories qui ont été émises à ce sujet, sa nature parasitaire nous paraissant indéniable et d'une simplicité remarquable à démontrer dans l'isthme même.

Parmi les parasites mis en cause nous trouvons :

La mucédinée de Mitchell et Massy, la palmelle de Salisbury, l'oscillariée de Hallier, le coccus peruviana de Balestra, le bacteridium Brunneum de Lanzi et de Terrigi, la limnophysalis hyalina d'Ecklund, le Bacillus de Thomasi Crudeli et de Klebs, les corpuscules pigmentés de Laveran.

Ce qu'il y a de certain, c'est qu'on trouve dans le sang des paludiques des organismes microscopiques qui lui donnent un aspect tout à fait caractéristique.

La recherche dans le sang de ces éléments est d'une grande facilité : il suffit de piquer avec une épingle la pulpe de l'un des doigts du malade, de préférence le petit, après l'avoir bien essuyé, et en ayant soin de le comprimer à sa base, et de recueillir la goutte de sang qui s'en échappe sur une lamelle porte-objets. La préparation recouverte ne doit pas être trop épaisse et il est bon d'attendre quelques minutes pour en faire l'examen.

On observe alors, au milieu des hématies, des roues dentées ayant à peu près le même volume qu'elles. Et si on fait l'examen à un assez fort grossissement, on voit que les dents de la roue sont formées par la juxtaposition de petits corpuscules globulaires qu'on trouve parfois isolés et en suspension dans le sérum, et qui adhèrent à des hématies vulgaires sur lesquelles ils sont

6.

simplement fixés. On voit, en effet, constamment des globules rouges qui ne portent qu'un, deux, trois ou quatre de ces corpuscules, soit à leur périphérie, soit sur leur partie centrale où ils prennent alors l'aspect de petites productions verruqueuses.

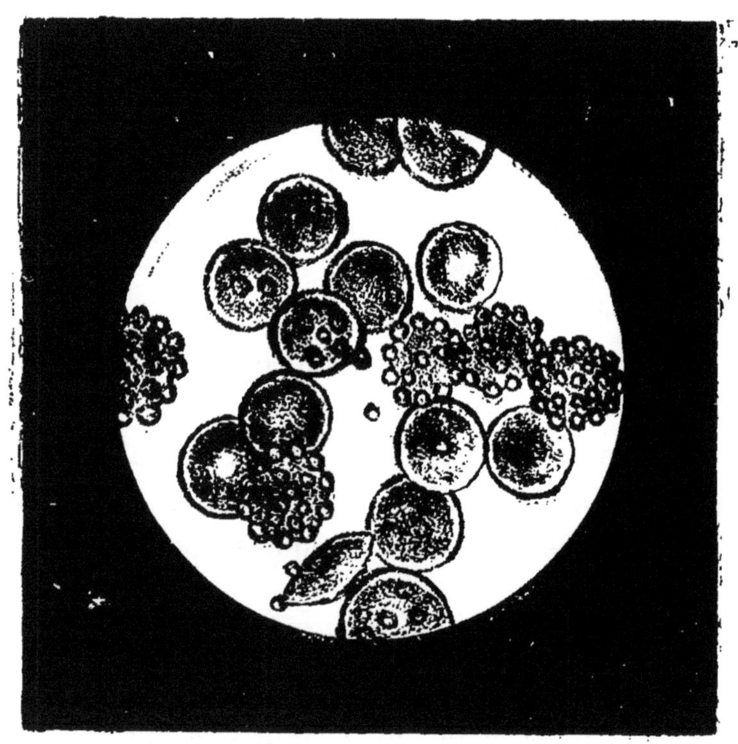

Aspect du sang chez un paludique. Oc. n° 5
Obj. n° 10 à immersion de Vérick.

La préparation ci-dessus vue à un fort grossissement nous en donne une idée parfaitement exacte. Elle représente le sang d'un paludique qui, depuis plusieurs années, n'a eu aucune manifestation malarique. Dans l'isthme de Panama, nous observons journellement des sujets dont *presque tous les globules* offrent ainsi l'apparence de roues dentées.

Ces petits corpuscules réfringents sont des *micrococci* qui vivent en parasites sur les globules et qu'on rencontre constamment dans tous les cas de paludisme latent ou sans fièvres.

Dans les manifestations fébriles du paludisme, concurremment avec les micrococci, on trouve dans le sang des bâtonnets ayant une longueur de 20 à 30 millièmes de millimètres, et aux extrémités desquels on observe parfois des spores réfringents.

La présence de ces derniers éléments coïncide toujours avec l'état fébrile, et leur nombre paraît être en rapport avec sa gravité.

Je ne m'étendrai pas davantage sur ce sujet qui doit être traité à fond dans un autre travail. Je tenais seulement à faire observer que les micrococci qui donnent aux globules l'aspect de roue dentée, sont *constants dans tous les cas de paludisme.*

Il est cependant un détail sur lequel il est bon de fixer l'attention des observateurs pour faciliter leurs recherches et leur éviter des erreurs d'interprétation. Les micrococci fixés sur le globule sanguin en augmentent notablement l'épaisseur.

Or, soit qu'on détermine des courants en comprimant le porte-objets pour amincir la préparation, soit que la lamelle ne soit pas bien horizontale, les globules, libres de micrococci, glissent au milieu des roues dentées qui sont immobilisées plus ou moins par la pression des lamelles de verre, et se dirigent vers la partie la plus déclive. Il en résulte que les globules sanguins se divisent, en quelque sorte, en deux camps: d'un côté les globules normaux qui roulent et nagent dans le sérum au moindre mouvement, et les globules chargés de microbes, de l'autre, qui sont plus fixes et se déforment moins facilement.

Quel est le mode d'introduction des germes dans l'économie? L'opinion presque générale, c'est que l'air en est le véhicule le plus ordinaire; cependant nombre d'auteurs admettent l'infection par l'eau potable et, dans ces dernières années, quelques-uns ont noté la possibilité de la transmission par les moustiques.

Les partisans de l'infection par l'air font observer que lorsqu'un individu, habitant un pays palustre, prend la fièvre intermittente, il est impossible d'en conclure que l'infection s'est faite par l'eau stagnante dont il fait usage pour sa boisson, plutôt que par l'air qu'il respire. Mais la réciproque est également vraie, de sorte que

la question est loin d'être scientifiquement résolue
d'une manière satisfaisante.

Néanmoins, l'observation semble témoigner
que les habitants des contrées palustres ont
beaucoup plus de chance de se préserver des
fièvres s'ils font usage d'eau *bouillie*, ou provenant
de contrées salubres.

§ 2.

Fièvre jaune.

Comme la malaria, la fièvre jaune est généralement réputée d'origine tellurique ; mais elle est,
de plus, infectieuse et transmissible.

L'isthme de Panama est-il une région amarilo-
gène ? Nielly considère que les épidémies de
Lima, du Callao, de Gayaquil, de Panama, sont
toutes des épidémies d'importation. Cette importation est, du reste, facilement admissible pour
Panama et Colon, ports libres par excellence, et
que ne protège aucun régime sanitaire. Cependant, il est important de se rappeler que beaucoup de localités voisines de l'Équateur, où cette
importation s'est faite, sont à juste raison, dit
encore Nielly, considérées comme ayant conservé,
à l'état endémique, l'infectieux de la fièvre jaune.
De telle sorte que, dans l'hypothèse où l'endémi-

cité n'existerait pas encore dans l'isthme pour
l'infectieux amaril, il serait de la plus haute importance de le détruire sur place dès qu'il se
produit, afin de ne pas laisser se créer et s'éten-
dre des foyers générateurs indigènes.

Si la transmissibilité de la maladie n'est plus
mise en doute aujourd'hui, par contre, la nature
du principe infectieux est des plus discutée. Cependant, la théorie du parasitisme fait chaque
jour de nouveaux progrès. Déjà, à Louisville,
Marion avait constaté les faits suivants : « Une
goutte de sang extraite des doigts d'un homme
atteint de fièvre jaune et portée sur le champ du
microscope, présentait des globules rouges, à
surface inégale, crénelés ; la proportion des globules blancs était considérablement augmentée,
au moins dans les cas graves. Au milieu de ces
globules, se voyaient des corps de forme ovalaire
ou allongée, d'une couleur jaunâtre et doués de
mouvements. C'était probablement, dit l'auteur,
des bactéries, mais elles ne ressemblaient à aucune espèce qu'il eût vue jusque-là (1). »

Depuis, plusieurs autres observateurs, parmi
lesquels le Dr Domingo Frère, à Rio, ont également accusé la présence de corpuscules organisés
dans le sang des malades atteints de fièvre jaune.

De notre côté, nous avons fait de ce sujet l'ob-

______
(1) *Progrès médical,* 1878, p. 978.

jet de recherches spéciales dont nous donnons ici un court résumé.

Dans le sang des malades atteints de fièvre jaune, on trouve : des corpuscules brillants de forme arrondie ou légèrement ovalaire, ayant de 1 à 2 millièmes de millimètre de diamètre, et tantôt isolés, tantôt réunis par deux en sablier, par trois en cœur ou par quatre en carré ; et, en même temps, des filaments très longs, simples ou en chapelets.

Ces organismes se cultivent très bien en présence de l'air, à une température moyenne de 30°.

Inoculés à des cochons d'Inde, ils provoquent chez eux, après une période moyenne d'incubation de 2 à 6 jours, une fièvre spéciale presque toujours mortelle.

En injectant à ces mêmes animaux du sang frais pris à l'aide de ventouses scarifiées sur un malade atteint de fièvre jaune, à son 5° ou 6° jour, on voit se développer sur eux une maladie identique, caractérisée à la nécropsie par les mêmes lésions cadavériques.

D'un autre côté, j'ai plusieurs fois injecté sans résultat de la ptomaïne obtenue du vomito, et qu'un chimiste fort distingué, M. Aillaud, pharmacien en chef de la Compagnie, avait bien voulu me préparer.

Enfin, me souvenant avoir lu quelque part

l'idée de la transmission de la fièvre jaune par les moustiques, je résolus de faire à ce sujet quelques expériences. A ce moment-là, mon excellent confrère M. Lopez-Lâage me fit part d'un travail de M. le Dr C. Finlay, de la Havane, sur la même question.

Cet estimable expérimentateur conclut que la fièvre jaune peut être transmise par les piqûres des moustiques qui ont auparavant piqué des malades atteints de cette maladie. Il penserait même que par ce procédé, et en prenant certaines précautions, il serait possible de transmettre des fièvres bénignes, mais préventives des formes graves. Mes expériences ont absolument confirmé les siennes (1).

§ 3.

Hépatite et dyssenterie.

I. — L'hépatite et la dyssenterie étant les compagnes habituelles de la malaria, il est de toute justice que nous en disions aussi un mot. Dans les pays chauds, où, nous l'avons vu, le foie peut être considéré comme le balancier de l'horloge humaine, il est facile de concevoir que les maladies

(1) Voir notre *Mémoire sur la pathogénie et la prévention de la fièvre jaune.*

qui l'atteignent soient fréquentes. La stase de la circulation abdominale est due à la faible pression atmosphérique qui prédispose également à la congestion du foie, et ce n'est pas seulement la chaleur et la pression, mais encore et aussi une foule d'autres causes qui la font naître. Parmi ces causes, il faut tenir compte de la suppression de la sueur que favorise l'influence d'un courant d'air, l'ingestion en excès des boissons froides lorsqu'on a chaud, les effets répercussifs d'un bain froid pris quand le corps est en moiteur, ceux de la pluie ou des vêtements mouillés, le sommeil sur la terre humide, les écarts de régime, surtout es excès alcooliques, et aussi l'abus des médicaments purgatifs qu'on peut incriminer avec beaucoup de raisons. Enfin, elle est souvent consécutive à la dyspepsie chronique, à la constipation, à l'entérite, à la diarrhée et, par-dessus tout, à la dyssenterie.

La terminaison par suppuration s'observe parfois ; j'en ai vu quelques cas. A ce propos, il est intéressant de faire observer que j'ai eu occasion d'opérer trois abcès du foie par l'incision primitive et le pansement de Lister (méthode de Little et Mac-Léad), et que dans les trois cas la guérison a été obtenue sans que la marche en ait été interrompue par aucune sorte d'accident. C'est une confirmation consolante de la bénignité que le pansement antiseptique a apportée dans les suites de cette opération si fatale naguère.

En résumé, la prophylaxie de l'hypérémie et de l'hépatite est donc à peu près tout entière contenue dans l'hygiène de la peau et du tube digestif.

II. — « Les Européens qui arrivent, dit Rufz de Lavison, doivent être prévenus qu'il n'y a point de petites diarrhées aux colonies, qu'on ne doit point négliger ces cours de ventre désignés en Europe sous le nom de *bénéfices*, et qui souvent mettent fin à une pléthore humorale et ranime les fonctions digestives. Ici, la moindre diarrhée est à soigner dès son début. »

On observe constamment, sous la zone torride, des flux intestinaux constitués par des mucosités sanguinolentes, et qui sont pour les pays chauds ce que la bronchite est pour les pays froids.

Les causes en sont assez obscures : les uns concluent à l'impaludisme, d'autres admettent l'influence d'un miasme spécial. Layet considère la diarrhée endémique comme le résultat d'une anémie progressive ; Foucaut accuse les eaux consommées en boisson. Normand défend avec ardeur la doctrine parasitaire avec l'appui si imposant de Davaine. L'anguillule stercorale a été retrouvée dans les Antilles par Chauvin. Nous l'avons inutilement cherchée à Panama. Enfin, Treille a décrit, depuis plusieurs années, un microbe en virgule très semblable à celui indiqué par Koch comme spécial au choléra. Mais, d'un autre côté, comme le fait observer le Dr Mahé, l'intestin est un vaste cloaque qui ne s'effraye pas de quelques milliers de parasites microscopiques, ou même d'helminthes volumineux et quelquefois très nombreux.

Il est certain que, pour prévenir la maladie, pour en modérer l'intensité et la guérir, il est de toute nécessité de suivre un bon régime, d'éviter l'eau de mauvaise qualité, et plus encore de se soustraire à l'influence des excès et des habitudes alcooliques. Presque tous les praticiens qui ont exercé dans les pays chauds, dit Delioux de Savignac, sont d'accord sur ce point, que les grands consommateurs de liqueurs fermentées sont moissonnés par la dyssenterie. L'alcool serait un poison qui le disputerait par ses ravages aux miasmes suspendus dans le ciel.

A l'égard des fruits, rien ne confirme le rôle nocif que la croyance populaire leur attribue. Les fruits mucoso-sucrés surtout sont sains et nourrissants, tandis que dans le pays on fait un usage journalier des fruits acides et astringents contre les flux de ventre. Nous avons souvent conseillé avec avantage l'usage des « marañons ».

Mais c'est surtout à l'impression de froid et

d'humidité qu'il faut se soustraire, et nous rappelons que dans les cas graves il est bon de profiter des répits que laisse la maladie pour changer de climat. On ne saurait mettre trop de hâte à suivre ce conseil. Temporiser trop longtemps pour partir, c'est s'exposer à aller mourir en mer, comme nous en avons vu plusieurs tristes exemples. Entrepris à temps, au contraire, le voyage sur mer constitue déjà par lui-même une ressource précieuse, et plusieurs de mes compatriotes lui ont dû leur rétablissement.

§ 4.

Maladies diverses.

I. — La prépondérance du rôle que joue le système lymphatique sous les climats torrides lui est fatalement acquise par la faible pression barométrique qui produit l'ectasie des vaisseaux lymphatiques, et par la diminution des échanges moléculaires, due au ralentissement de la nutrition, qui fait que la partie inutilisée des matériaux destinés à la réparation des tissus est reprise par le système lymphatique.

Il en résulte tout au moins une prédisposition aux maladies qu'on a désignées sous le nom de lymphoses, éléphantiasis des Arabes, érysipèles

des pays chauds, tumeurs lymphatiques, héma-
turie chileuse, etc.

Les Européens de l'isthme sont parfois atteints
de lymphangites et d'érysipèles, et nous avons
également observé quelques cas de lymphoses
et un seul d'hémato-chilurie.

L'éléphantiasis est fréquent parmi les « hijos del
païs », comme s'appellent les indigènes.

L'étiologie et les rapports qui unissent ces diverses affections ne sont pas bien éclaircies encore. Pour les uns, ce seraient des affections
parasitaires que caractériserait la présence du
distome de Bihaz, de la filaire de Wucherer à l'état
d'embryon, et de la même découverte à l'état
adulte par Bancroft.

Aux influences déjà signalées, il faut également
ajouter, comme causes prédisposantes, l'action
irritante des rayons solaires sur la peau, la présence d'une plaie, d'une piqûre, enfin d'une maladie quelconque de la peau.

II. *Ulcère phagédénique.* — On décrit généralement comme une entité morbide l'ulcère phagédénique des pays chauds, auquel on consacre un
chapitre à part. Je ne partage point cette manière
de voir (1), et je vais m'en expliquer.

(1) On me permettra bien d'émettre une opinion personnelle après une observation de deux ans dans un service
de chirurgie, où je n'ai jamais eu moins de 40 ou 50 cas à
la fois.

Les travailleurs du canal qui entraient à l'hôpital atteints d'ulcère phagéd‘: ique figuraient en moyenne pour 15 ou 20 0/0. Sa fréquence est donc considérable, et, parmi les causes qui lui avaient donné naissance, j'ai relevé les facteurs les plus variés : contusions, plaies, piqûres d'insectes, celles surtout des garapates et des chiques, piqûres de végétaux, bourbouilles qui provoquent le grattage, vésicules ou pustules quelconques érodées, etc., etc. Bref, son origine ordinaire était toujours une plaie.

L'ulcère phagédénique lui-même n'est autre chose qu'une plaie qui ne guérit pas.

Pourquoi ne guérit-elle pas? Quelles sont les influences qui agissent sur les processus de réparation pour en retarder la cicatrisation? Il convient de chercher dans le pansement, dans le milieu où est le malade, ou dans l'état général.

Quand le milieu est bon, le traitement local d'une plaie quelconque n'a qu'une petite importance, dans tous les pays du monde, et, règle générale, si le sujet est robuste, bien portant, dans de bonnes conditions d'hygiène et de milieu, ses plaies guérissent toujours bien. C'est là l'unique secret des succès obtenus à l'infini à l'aide des moyens et des procédés les plus divers, moyens qui sont si variables, non seulement parmi les chirurgiens, mais aussi parmi le public, où on trouve autant de topiques différents qu'il y a de corps de métier. On voit chaque jour le tonnelier traiter ses blessures avec la toile d'araignée qui tapisse la cave où il travaille, le palefrenier les laver avec son urine, ou celle du cheval, réputée plus saine, tandis que le rémouleur emploie les débris pulvérisés de sa meule, etc. Et les succès sont fréquents.

On peut rappeler à cette occasion le fait suivant, rapporté par Larrey dans ses cliniques : « Un chef de bataillon, qui faisait partie du corps d'armée du maréchal Ney, après avoir subi à la bataille de la Moskowa l'amputation du bras gauche à l'épaule, se mit en route pour la France immédiatement après cette opération, et y arriva sans avoir été pansé *une seule fois*. Il lavait journellement l'intérieur de son appareil avec une éponge ; il recouvrait ensuite le moignon d'une peau de renard, et, à son arrivée dans sa patrie, il a trouvé la cicatrice entièrement terminée ; la ligature était dans l'appareil. »

Ces guérisons ne s'obtiennent que lorsque l'état général ne laisse rien à désirer ; mais, qu'il survienne sur ces entrefaites une maladie aiguë, de n'importe quelle nature, et la marche favorable de la plaie se trouvera enrayée.

Et il en est toujours ainsi, lorsqu'il survient chez un blessé un état fébrile intercurrent ; la fièvre produit chez lui une sorte d'autophagisme, de telle façon qu'il consomme lui-même ses bourgeons charnus ; ils maigrissent en quelque sorte, s'atrophient, puis disparaissent, par suite de cet arrêt, de cette régression des éléments plastiques, formés à la surface de continuité, qui surviennent dès que se manifeste un état fébrile et qui se poursuivent pendant toute sa durée.

L'année dernière, on exécutait des travaux de terrassement autour de la salle de mes opérés. Malgré toutes les précautions antiseptiques, je n'obtenais pas de réunion par première intention, et mes plaies étaient en quelque sorte indifférentes pendant toute la semaine, mais le dimanche elles allaient mieux. Je fis suspendre les travaux, et les résultats redevinrent bons. La terre qu'on remuait donnait la malaria à mes blessés.

A côté des états aigus, vient se placer l'influence bien démontrée des diathèses : la tuberculose, la scrofule, la syphilis, le paludisme, etc. Puis, après ces diathèses, il faut ranger les lésions organiques si bien étudiées par l'école de M. Verneuil, les néphrétiques, les hépatiques, etc,

En présence d'un ulcère phagédénique, ma préoccupation a toujours été de rechercher la cause du défaut de cicatrisation. A l'hôpital, le milieu était excellent et l'adoption complète des pansements antiseptiques avait empêché l'infection

des salles. D'autre part, on s'occupait immédiatement à modifier l'état local par le raclage ou la
cautérisation au thermo-cautère, et l'application
de pansements vigoureusement antiseptiques
transformait rapidement la plaie infecte en plaie
aseptique de bonne nature. Si la plaie ne guéris-
sait pas, si le phagédénisme persistait, il fallait
que l'organisme du malade eût une tare, et cette
tare était révélée soit par l'examen des urines, soit
par la percussion du foie, soit par la courbe de la
température, soit enfin par l'examen de la poitrine
ou les commémoratifs des malades. Alors, si ces
divers états pathologiques sont traités, le phagédénisme disparaît comme par enchantement; reste
la plaie, qui guérit comme toute autre espèce de
plaie.

Dernièrement encore, au mois de mai, j'avais
dans mon service (salle 2, n° 27) un malade atteint
d'une hépatite à forme hypertrophique et d'un
vieil ulcère phagédénique. Je ferai remarquer, en
passant, que les plaies des gens qui ont le foie
malade depuis longtemps, fournissent presque
toujours une suppuration que j'appellerais volon-
tiers « ictérique ». L'hépatite fut traitée locale-
ment par les vésicatoires, à l'intérieur par l'iodure de potassium à hautes doses, et sous l'influence de ce traitement la suppuration jaune se
tarit et le processus de réparation fit des pro-

grès. Il était à remarquer pourtant que l'administration de l'iodure cessant, la suppuration jaune réapparaissait, la cicatrice s'ulcérait et la plaie redevenait phagédénique.

L'influence de la malaria est variable, selon qu'on a affaire à des manifestations aiguës ou à la cachexie. Les cachectiques sont des individus *aplasiques*, si je puis m'exprimer ainsi, chez qui les phénomènes réparateurs s'accomplissent mal ou pas, de sorte que, la plupart du temps, les opérations que nous entreprenons sur eux nous procurent les déceptions les plus inattendues.

Chez les paludéens moins avancés il se produit souvent un phénomène fort remarquable dont il est bon d'être prévenu : la réunion immédiate peut d'abord se faire, mais bientôt la cicatrice s'étire, s'élargit, finit par s'amincir et disparaître complètement. C'est une véritable résorption cicatricielle.

J'ai déjà eu l'occasion de signaler dans un autre travail, la fréquence de la glycosurie chez les paludéens de l'isthme. J'ai fait examiner les urines de presque tous mes malades et la présence du sucre en plus ou moins grande quantité a été notée dans le tiers des cas environ. Eh bien, il ne m'a point semblé que cette glycosurie troublât sérieusement la marche des affections chirurgicales, comme je m'y serais attendu. Sans prétendre qu'on la doive négliger complètement il ne nous faut la considérer autrement que comme bénigne.

III. — En arrivant dans les pays chauds, l'Européen y est presque toujours victime d'une éruption vésiculeuse connue généralement sous les noms de *bourbouilles, boutons chauds, pricklyheat, lichen tropicus*. Cette éruption, directement liée à la poussée sudorale est formée de groupes de vésicules et attaque surtout la partie interne des avant-bras, le dos, la région antérieure de la poitrine, le cou, les aisselles, les poignets, etc. Elle est accompagnée d'une sensation de prurit très incommode qui s'exaspère aux heures les plus chaudes du jour.

Si on déchire par le frottement les parois des vésicules, on augmente le picotement et on peut provoquer des plaques humides d'érythème ou d'intertrigo.

Pour prévenir l'éruption des bourbouilles on conseille l'usage des gilets et caleçons de coton, des bains frais, des ablutions froides et l'abstinence de boissons aqueuses abondantes.

IV. — A côté des bourbouilles, il convient de placer les *furoncles* dont le développement tient aussi à cette exagération de la fonction de l'appareil sébacé, exagération dont la conséquence est l'inflammation des glandes *à sebum* et du tissu cellulaire environnant. Il est entendu que la malpropreté suffit pour en provoquer le développement.

V. — Le *garate* est une affection de la peau que nous observons journellement dans l'isthme, et qui a été au Mexique décrite sous le nom de *pinto*, mal de *los pintos*.

Qu'on s'imagine, dit J.-V. de Muller, un homme de la couleur de bronze foncé particulière à cette latitude, avec des pieds et des mains aussi blancs que ceux d'un Européen et des joues et un front aussi noirs que ceux d'un Nubien.

Rayer avait classé cette maladie parmi les décolorations, et Layet a rangé les cas qu'il a observés dans les achromies.

Toujours est-il qu'il en existe trois variétés : le garate blanc, le garate rose et le garate bleu.

Les métis et les mulâtres semblent être de préférence prédestinés à contracter un des trois garates. Après eux viennent les Zambos, les hommes de couleur brun-clair, puis la race blanche, et, en dernier lieu, les nègres.

L'aspect des malades n'est guère changé au début, mais, peu à peu, la différence de coloration s'accentue et la peau prend un air tigré. J'ai fait photographier un indien atteint de garate bleu tellement généralisé qu'on l'avait surnommé « l'homme bleu ».

Cette affection n'est, du reste, pas incompatible avec un excellent état de santé, et comme elle ne provoque guère qu'un peu de démangeaison, durant une certaine période, les malades s'en préoccupent en général fort peu.

Le garate est certainement transmissible, quoi qu'on en ait dit. Les recherches microscopiques que j'ai faites sur cette maladie, viennent, du reste, corroborer les faits observés.

Si on racle avec la lame d'un bistouri la surface épidermique envahie par le garate et qu'on examime les débris recueillis au microscope, on constate facilement au milieu des cellules la présence d'un grand leptotrix rameux dont les prolongements mycéloïdes portent le plus souvent à leur extrémité une sorte de houppe formée de spores. Il apparaît également sous l'apparence de grosses chaînettes.

Ce qu'il importe surtout de rappeler ici c'est que le garate peut très bien se transmettre aux Européens par contact prolongé, et qu'un grand nombre des femmes à commerce facile de Panama en sont atteintes.

VI. — Les *boubas* constituent une maladie caractérisée par la présence, sur différentes parties du corps, telles que la face externe des membres, le dos, le visage, de sortes de tubercules et d'ulcères spéciaux. J'en ai observé trois cas, sur des

Colombiens, dont un fort remarquable, très rapidement amélioré par les injections sous-cutanées de peptonate mercurique.

Les médecins brésiliens considèrent qu'il existe un virus boubatique transmissible par l'inoculation et que les insectes peuvent servir d'intermédiaires pour le transport du liquide virulent.

J'ai remarqué que les boubas que j'ai rencontrés avaient une grande ressemblance avec les syphilides.

CHAPITRE II

Faune et Flore.

§ 1.

A. Les *niguas* ou *chiques* (pulex penetrans) constituent un produit essentiellement isthménien, et la femelle s'est faite le parasite de l'homme ; quand elle est fécondée, elle élit domicile sous le derme, s'y enfonce, choisit de préférence la plante du pied, les orteils, les plis digito-palmaires. Puis, les œufs se développant peu à peu, distendent le ventre au point de lui faire acquérir le volume d'un gros pois, et alors, sur le lieu de la piqûre, on aperçoit un point noir central : c'est l'anus de l'animal ; tout autour est un cercle blanchâtre formé par le sac abdominal, et, enfin, plus en dehors, on constate souvent un autre cercle jaunâtre qui n'est autre chose que du pus. Les œufs sont expulsés dans les tissus qui circonscrivent l'animal, puis la chique meurt sur place. Les œufs représentent une multitude de larves qui rongent les tissus avoisinants, forment des plaies, occasionnent des phlegmons quelquefois redouta-

bles, qui entraînent la gangrène, la carie, la né-
crose, la chute des orteils. On s'en débarrasse par
l'*échiquage*, qui consiste dans l'extraction des
sacs d'œufs à l'aide d'une épingle. Les nègres
pratiquent généralement bien cette petite opération, qui doit être faite avec adresse pour ne pas
crever la membrane et laisser d'œufs dans la ca-

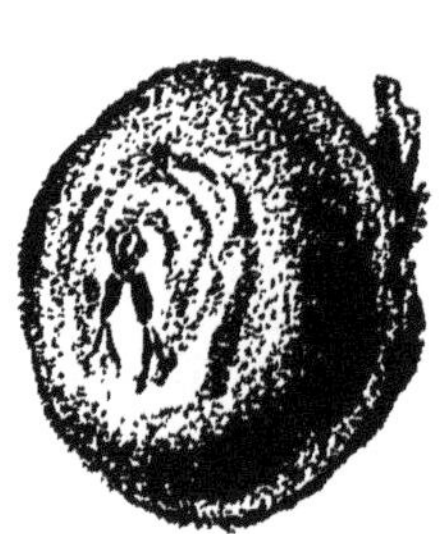

Nigua enkystée.

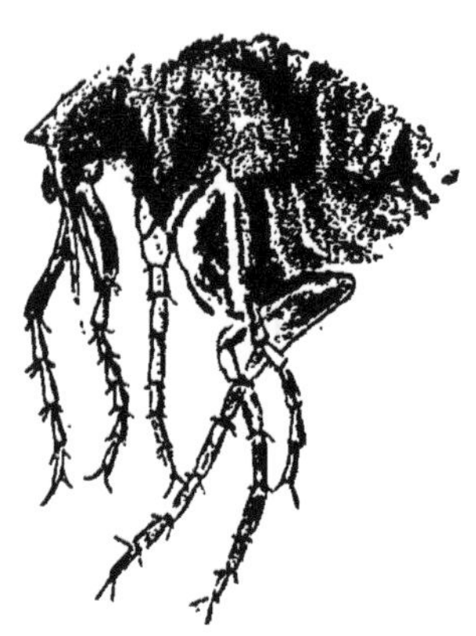

Nigua ou *Chique* femelle.

vité. On enlève beaucoup mieux la tumeur en
ouvrant circulairement la zone périphérique avec
une paire de ciseaux ou un bistouri. En tout cas,
pour tuer les germes qui auraient pu rester, il est
bon de boucher la cavité avec un antiseptique :
eau phéniquée à 5 0/0, teinture d'iode, solution
chlorurée ou de nitrate d'argent.

B. La *mouche hominivore* (*Lucilia hominivo-
rax*) occasionne des accidents assez fréquents,
puisque j'en ai observé une vingtaine de cas.

Voici son signalement : tête grande, trompe brun foncé, palpes fauves ; thorax bleu foncé très brillant ; pattes noires, ailes transparentes et fermées à la base. La larve qui constitue le parasite est d'un blanc opaque, longue de 14 à 15 millimètres, et formée de onze segments.

Si on recueille les larves dans un flacon rempli de ouate et recouvert d'un morceau de gaze, les larves s'y transforment en chrysalides, qui elles-mêmes passent à l'état de mouches. Nous en avons souvent obtenu ainsi.

Les luciles choisissent pour le dépôt de leurs œufs les fosses nasales des gens endormis. Les larves y rampent dans la partie supérieure, où elles déterminent une douleur intolérable et de redoutables accidents. Il survient des épistaxis, de la chaleur, du gonflement, de l'inflammation, qui s'étend aux paupières, au nez, au front. Des narines s'écoule constamment un liquide sanieux horriblement nauséabond ; les larmes coulent sans interruption. Puis, à mesure que les larves grandissent, elles attaquent le périoste des fosses nasales, il se forme des ulcérations intra-nasales, du pus, et la membrane pituitaire se décolle. Chez un malade que j'observai à l'hôpital, avec mon distingué collègue et ami le Dr Didier, les cloisons des fosses nasales étaient presque détruites et la voûte palatine perforée.

J'employai inutilement les moyens conseillés en pareil cas : injections d'eau phéniquée, chlorurée, puis celles de chloroforme, de benzine pure, de poudre de calomel, d'iodoforme, d'acide salicylique camphré, que sais-je ? il fallut finir par ouvrir les fosses nasales en faisant un volet par une incision au thermo-cautère sur la ligne naso-géniale et trépaner les sinus frontaux. Les larves étaient là entassées, serrées en masse compacte ; la sœur et les infirmiers suffisaient à peine à les empêcher de se sauver et évaluèrent leur nombre à 1,600. Nous crûmes le malade débarrassé de tous ses terribles hôtes, mais il n'en mourut pas moins de méningite : quelques-unes nous avaient encore échappé.

Depuis, j'en ai vu plusieurs autres cas, et, prévenu contre le danger, je n'ai plus perdu de malade de ce fait. Etant donné le grand nombre de ces larves et leur différence de taille, nous nous sommes demandé, avec le Dr Maréchal, s'il n'y aurait pas des larves-mères et des larves-filles. C'est un fait à vérifier.

C. *OEstre cutérèbre nuisible* (C. Noxialis). Dans l'isthme, les larves portent le nom de *gusanos de monte* ou *nuches*. C'est une grosse mouche bleu foncé, à tête blanchâtre et à pattes fauves. La larve est très longue : nous en avons extrait une de 30 millimètres. Les trois premiers anneaux sont couverts d'aspérités noires et de très petites spinules; les trois suivants portent deux rangées circulaires de crochets de même couleur, plus forts et dirigés en arrière. Les cinq segments postérieurs sont lisses et effilés.

La mouche ne pique que les parties découvertes : bras, jambes, figure, etc., et elle est solitaire. Là où elle s'est développée, on constate la présence d'une petite tumeur pareille à un furoncle, — et l'erreur est fréquente, — mais pourvue à son sommet d'un petit orifice au travers duquel, à la loupe, on aperçoit un corps blanchâtre en mouvement.

J'en ai observé une autre appelée *cuchi*, dont la larve ressemble à celle de la lucile; mais elle est jaune et n'a que dix segments. Elle a $0^m,30$ de long et $0^m,15$ de large. M. James m'en a fort bien dessiné la larve et la mouche.

Pour s'en débarrasser, on narcotise la larve avec du chloroforme ou de l'éther qu'on laisse tomber goutte à goutte sur une couche légère de ouate dont on a enveloppé la tumeur, ou même simplement, comme le vulgaire, avec une sorte de cataplasme ou d'emplâtre de tabac; on peut ensuite l'expulser facilement de sa cavité en comprimant latéralement la tumeur avec les deux pouces. On est alors tout surpris de voir sortir un aussi gros corps par un orifice imperceptible

Parfois il est nécessaire d'agrandir cet orifice par une petite incision.

D. — Les *garapates* sont peut-être les ennemis les plus redoutables de l'homme dans l'isthme : Ce sont de petits arachnides dont la piqûre cause une irritation intolérable; au bout de quelques jours, le corps se couvre de plaies. Plats comme des punaises, ces horribles insectes ont leurs huit pattes armées de crochets si puissants que souvent, pour les arracher, il faut enlever un morceau de peau. Leurs suçoirs empoisonnés restent dans la chair, une petite ulcération se forme et ne se cicatrise qu'au bout d'une semaine. Ils affectionnent surtout les doigts des pieds et le pli des jambes.

Nous empruntons à M. F. Reclus l'excellente description qu'il en donne dans son ouvrage (1) :

« Nous avons eu, dit-il, le plaisir de faire connaissance avec quatre de leurs principales tribus.

Les *panchas* ou *barberos* (barbiers, c'est-à-dire saigneurs), grands comme l'ongle du petit doigt, sont les plus mauvais de tous, mais leur taille les rend victimes de la recherche la moins attentive et ne leur permet pas de s'introduire à travers les habits. On s'en préserve assez facilement en s'entourant le corps d'une ceinture et en serrant avec un mouchoir le bas du pantalon, le col de la chemise et les extrémités des manches; ils ne trou-

(1) *Panama et Darien.*

vent pas alors de passage pour arriver jusqu'à la peau. Ces insectes sont terribles pour le bétail et pour les chiens; ils résistent aux grattements les plus désespérés, et une fois fixés sur la bête, se gorgent de sang jusqu'à devenir gros comme des œufs de pigeon.

Les *joaleros*, beaucoup plus petits que les barberos, sont les plus communs des garapates; ils ont une livrée brune.

Les *curcus* sont presque microscopiques; lorsque leur dard envenimé a fait surgir des boutons, on aperçoit sur ceux-ci un petit atome noir, qui est ledit arachnide.

Les *coloradillos*, (ce qui veut dire *petits colorés, petits rouges*), également minuscules, sont d'un rouge vif; s'ils restent immobiles, on ne saurait les distinguer, à moins que ce ne soit sur un endroit où la peau est tout à fait blanche; mais, par malheur pour elle, c'est une gent fort remuante, et ce point incarnat venant à se déplacer, on le remarque et de suite il suffit de passer le doigt dessus pour mettre un terme à ses pérégrinations.

Quant aux barberos et autres, ils demandent un supplice plus long; il faut employer toute sa vigueur à serrer l'un contre l'autre ses pouces par l'extrémité dorsale, et souvent s'y reprendre à deux fois : à la fin de la journée on a les ongles endoloris, la vengeance du tortionnaire s'arrête, lassée, mais non assouvie.

Les démangeaisons sont atroces. Fatigués, fourbus que nous sommes, après douze heures passées debout à courir ou à tourner sur place, nous nous étendons dans le hamac, et la nuit entière se passe à se gratter. On sait bien qu'on augmente ainsi l'irritation, qu'on va se faire des plaies dangereuses...

D'abord on se jure d'être héroïque, on se cabre sous la souffrance; la chair a beau frissonner sous l'indescriptible sensation qui la torture, on ferme les poings et l'on exhale sa colère par quelque imprécation... Vient une minute où, n'y pouvant plus tenir, on porte timidement la main sur quelque endroit plus agacé que les autres.

Alors tout est perdu ! Le corps entier y passe, on se gratte, on se déchire, on se dissèque avec une ivresse folle. »

E. — La *maladie hydatique* d'Islande nous a paru assez fréquente dans l'isthme, car j'en ai opéré trois cas : deux kystes du foie et un de la cuisse. Je n'en parle ici que pour en rappeler la prophylaxie, qui consiste à éviter le contact trop fréquent des animaux atteints souvent du ténia échinocoque, comme les chiens ; on a également accusé certains poissons, la morue et le merlan, d'être porteurs d'hydatides. Il est donc nécessaire de bien faire cuire les végétaux comestibles et bouillir l'eau.

F. — Le *ténia inerme* est extrêmement commun, et j'ai également constaté la présence du ténia armé. Mais ce qui m'a beaucoup frappé, c'est qu'en l'espace de quinze mois il s'est présenté trois cas de ladrerie sur des ouvriers de couleur, entre autres un grand nègre que beaucoup de mes confrères ont vu et dont le tissu cellulaire sous-cutané était rempli de cysticerques. J'en ai compté jusqu'à 400. En lui passant la main sous le menton, on aurait cru la promener sur un sac de noisettes.

On peut contracter la ladrerie en buvant l'eau des mares qui contient des cucurbitacées et des œufs de ténia. Quant au ténia lui-même, c'est par notre consommation de la chair du bœuf ou du porc que nous ingérons le scolex. Cependant, au Sénégal, Bérenger-Féraud a constaté que l'eau prise dans le fleuve ou dans les mares et utilisée en boisson, sert incontestablement de mode d'introduction du ténia inerme dans l'intestin. La prophylaxie découle d'elle-même.

G. — Les *ascarides lombricoïdes* sont plus communs sous la zone torride que partout ailleurs. Leur présence dans le tube digestif est généralement exempte de gravité, mais ils retardent souvent la guérison des diarrhéiques et des dy-

sentériques, si on ne leur administre pas d'anti-
helmintiques.

H. *Trichinose.* — Nous avons vaguement entendu parler d'un cas de *trichinose* à Panama.
Cela n'aurait rien d'extraordinaire, car il s'agis-
sait, paraît-il, d'un individu d'origine germanique,
et on sait que si les Américains, les Anglais, les
Français ne mangent qu'avec dégoût du porc incomplètement cuit, les Allemands, au contraire,
aiment beaucoup la viande de porc peu ou pas
cuite. La cuisson de la viande de porc assure
seule, en effet, au consommateur, une immunité
absolue.

I. — L'*ankylostome duodénal* produirait, dit-
on, le mal-cœur des nègres, véritable cachexie
accompagnée d'ascite et d'œdème des membres
inférieurs, qui peut sévir également sur l'Européen. Je ne puis que le signaler, n'ayant jamais
constaté sa présence.

J. — D'énormes *araignées*, couvertes d'un du-
vet gris soyeux, tachetées de jaune orange, ou bien
noires et repoussantes, armées de mandibules, si
venimeuses que la morsure détermine parfois de
sérieux accidents ; elle fait une tache grise, humide, ronde comme un pois, quelquefois noirâtre
et phlycténoïde.

Les *mygales*, aux pattes velues, sont effrayantes
par leur taille et leur aspect. Une espèce qui

ne fait pas de toiles aériennes, se creuse en terre une cavité de huit à dix centimètres, en forme de puits, crépie avec une sorte de mortier; de là son surnom de *mygale maçonne.* Cette demeure souterraine est fermée par un couvercle dont la charnière se compose de plusieurs fils, et, pour qu'on ne le distingue pas du sol, elle le recouvre de terre. Du côté opposé à la charnière, on aperçoit une rangée de petits trous dans lesquels l'animal introduit ses griffes pour la tenir baissée lorsque quelque ennemi cherche à la prendre de force.

Elles attaquent les passereaux et même, dit-on, les pigeons. Toujours est-il que leur morsure occasionne une douleur locale très vive, accompagnée d'un peu de gonflement et de fièvre. J'en ai observé plusieurs accidents, sans gravité d'ailleurs.

K. — Les *scorpions* fourmillént dans les maisons, aussi est-il fort prudent de faire l'inspection de ses draps de lit avant de se coucher, et celle de son linge avant de le mettre.

Quand il pique les téguments, « outre la douleur locale, on voit, dit le Dr Posada-Arango par expérience personnelle, une petite plaque érythémateuse, dure, avec un point ecchymotique au centre, ce sont comme des gouttes froides qui tombent sur le corps, un peu d'angoisse, de malaise vague et d'étourdissement, et, ce qui est caractéristique, un engourdissement très marqué de la langue, une sorte de paralysie incomplète. L'individu sent sa langue comme plus grosse, pesante, difficile à mouvoir, ce qui fait bégayer ou embarrasse plus ou moins la parole, en même temps que les facultés tactiles et gustatives de la langue sont émoussées. »

L. — Les *scolopendres* ou mille-pieds sont également assez redoutés. Ils mordent à l'aide d'appendices semblables à de petits pieds, qui leur servent de mâchoires, situés des deux côtés de la tête et communiquant avec une glande venimeuse. Ils occasionnent quelques frissons et un peu de fièvre.

M. — Les *fourmis* sont représentées au moins par deux espèces dangereuses. La première, noire de la longueur du pouce, porte un dard comme les abeilles et sa piqûre engourdit le membre pendant plusieurs heures. La seconde, appelée fourmi de feu, *hormiga de fuego*, au corselet allongé, qui se réfugie sur les arbres; sa morsure est cuisante et peut donner la fièvre pendant plusieurs jours. C'est une véritable brûlure par l'acide formique, que fait passer un lavage à l'ammoniaque étendu.

N. — Les *vampires*, semblables à nos chauves-souris sont assez communs. Pendant le sommeil, et sans réveiller le dormeur, ils lui enlèvent un tout petit morceau de chair. Ces blessures saignent abondamment, et le matin, on est tout effrayé de se trouver dans une mare de sang. Les vampires sont tellement redoutés qu'on n'ose élever du bétail dans les parages qu'ils fréquentent.

M. A. Reclus raconte qu'ils maltraitèrent gravement un coolie de l'Inde qui était à son service. J'ai connaissance aussi d'un fait analogue. A Emperador un ouvrier aurait été trouvé le matin baigné dans une mare de sang et dans un état d'anémie compromettant, à la suite de morsures de vampires. Ces faits sont heureusement rares.

O. *Serpents*. — Le trigonocéphale, paraîtrait-il, existe dans l'isthme. Mon collègue, M. le docteur Meurisse, m'a dit en avoir possédé un, pris aux alentours de sa maison. En tous cas ils doivent être rares, car je n'ai eu connaissance d'aucun cas de morsure de ce terrible reptile.

En général, cependant, les serpents sont représentés dans l'isthme par de nombreuses variétés qui pullulent de toutes parts. Ils abondent à l'hôpital central, où on en a trouvé jusque sur les chaises de mon cabinet. Quelques-uns sont très venimeux et peuvent occasionner les accidents les plus graves. Cependant je n'en ai observé que trois cas durant tout mon séjour, ce qui est peu quand on songe à la quantité qu'en tuaient tous les jours au début des travaux les *macheteros* qui déblayaient l'axe du canal. Il est vrai qu'il n'y a guère lieu de les redouter, car ils fuient au moindre bruit lorsqu'ils sont à jeun, dans la torpeur, pendant la digestion, et ne mordent que lorsqu'on leur marche sur le corps.

Pour agir sur l'économie animale, le poison doit être absorbé et porté dans le torrent de la circulation ; aussi, dans les cas de morsure de serpents venimeux, faut-il se hâter d'employer les moyens les plus propres à ralentir cette absorption, afin d'avoir le temps de faire sortir ou de détruire le venin déposé au fond de la piqûre. La compression exercée sur les veines au-dessus du point piqué, et l'application d'une ventouse sur la plaie elle-même, ou même simplement la succion pratiquée avec les lèvres, sont les moyens les plus propres à ralentir l'absorption du poison ; mais, pour délivrer complètement le malade du danger qui le menace, il faut, en général, élargir la plaie et en cautériser le fond, soit avec le fer rouge, soit avec des caustiques énergiques. Les Indiens attribuent des vertus très grandes au *guaco* ou *micania guaco:* ils assurent que non seulement l'application des feuilles de guaco sur la morsure des serpents les plus dangereux prévient tout effet délétère, mais que l'inoculation du suc de cette plante empêche ces animaux de mordre la personne ainsi préparée. On cite à l'appui de cette opinion les observations d'un auteur espagnol, nommé Vargas, et celles de Mutis ; enfin le célèbre et savant voyageur, M. de Humboldt, pense, d'après quelques expériences, que le guaco peut donner à la peau une odeur qui répugne au serpent et l'empêche de mordre.

Dans un cas excessivement grave, œdème du bras avec paralysie pharyngienne, etc., que nous avons eu à l'hôpital, j'ai employé avec le plus grand succès le permanganate de potasse préconisé par un médecin brésilien, M. de Lacerda.

P. — Les *caïmans* sont excessivement nombreux dans l'isthme ; on les rencontre sur les bords de toutes les rivières. A Colon même, on les a vus venir chercher des immondices que les habitants jettent dans les étangs qui séparent les deux quartiers de la ville. Leur audace est parfois très grande. Au canal, tout le monde connaît l'histoire de ce chef de brigade dont ces sauriens venaient manger les provisions de morue sous la tente. Je me rappelle aussi, et non sans émotion, que dans une chasse sur le Pacifique, M. Allavène, qui ne se doutait guère de son dangereux voisinage, s'était assis sur un tronc d'arbre sur lequel un caïman se reposait.

M. A. Reclus raconte aussi que sur le Bayano,

près de Jésus-Maria, plantation de cannes à sucre du Dr Cratochvill, un alligator de neuf mètres de long, sur deux au moins de tour obligeait les habitants du village à se tenir constamment sur leurs gardes ; malgré toutes les précautions, il en dévora deux. Quand un homme s'aventurait seul en rivière sur une pirogue, le monstre rôdait autour, puis, au moment favorable, l'accostait et posait son énorme patte sur le bord de l'embarcation pour la faire chavirer. Enfin, une balle heureuse délivra le pays de ce terrible commensal.

On connaît encore l'histoire du cuisinier de M. Lecocq de la Fremondière, happé par un caïman tandis qu'il se baignait dans le Chagres.

Ils vivent le long des berges vaseuses, où ils se creusent, dit-on, des *cuevas* ou trous très étroits disposés comme les niches mortuaires d'un cimetière espagnol ; ils y entrent à reculons, s'y cachent tout entiers et y guettent patiemment leur proie. J'en ai vu deux variétés : le *jamaïcanus* et le *pacificus*.

Q. — Le *cancrelat* ou blatte américaine est un insecte plus désagréable que dangereux, et ne mérite par conséquent pas la réputation qu'on lui a faite et l'horreur que son nom inspire. Mais s'il n'est pas fort redoutable pour l'homme, il est impitoyable pour le linge et les papiers. On peut s'en débarrasser en répandant un peu de borate de soude dans les armoires.

R.—Les *moustiques*, par contre, nous réservent de cruelles tortures, et leur variétés sont innombrables : ce sont les imperceptibles « jejenos », les énormes « maringoas », les « bravos », les « rodadores ».

« La première affaire de l'explorateur avisé, dit M. Reclus, doit être de se munir de moustiquaires à l'épreuve du moucheron ; la seconde, de prendre d'icelles le soin le plus minutieux pour qu'un malencontreux accroc, un trou si petit qu'il soit, ne livre point passage à ces buveurs de sang (1). »

La décoction de quassia amara, appliquée sur les parties du corps les plus exposées aux piqûres de ces insectes constitue un excellent préservatif contre leurs attaques.

§ 2.

Les plantes nuisibles de l'isthme n'ont pas encore été sérieusement étudiées, et nous ne pouvons qu'indiquer sommairement les notions acquises sur ce sujet.

(1) On devra se bien rappeler que nos expériences et celles de M. Finlay, de la Havane, indiquent la possibilité de la transmission de la fièvre jaune par les moustiques.

A. — Le *mancenillier* dont le fruit a de l'analogie avec la pomme d'api par la forme et par l'odeur, fournit un suc blanc et laiteux dont les propriétés sont très irritantes. Si son contact avec la peau a été prolongé, ou s'il y a eu friction il détermine des vésicules et des vésico-pustules douloureuses. L'eau de pluie qui a passé sur ses feuilles produirait, dit-on, les mêmes effets. J'ai eu à soigner un employé des sondages qui avait voulu goûter au fruit : il avait les lèvres très gonflées et une violente stomatite.

B. — Le *sablier* porte un fruit en forme de capsule à douze côtes ligneuses placées en cercle autour d'un axe commun et contenant chacune une amande, dont l'ingestion provoque de la diarrhée et des vomissements accompagnés de malaise et d'état syncopal.

G. — La famille des *aroïdées* compte beaucoup de représentants toxiques sous les climats torrides, aussi Fonssagrives recommande-t-il de se méfier des racines provenant d'une plante à spathe, monophylle, ventrue inférieurement, ouverte en cornet à sa partie supérieure, contenant un spadice droit, cylindrique, rempli à sa base, ayant assez la forme d'un gland très allongé, à cupule inférieure (1).

D. — Le fruit du *calebassier* qui sert à faire des

(1) *Hygiène navale*, p. 637.

ustensiles d'usage domestique, renferme une pulpe blanchâtre dont le suc est excessivement toxique.

E. — La *morelle mammifère* porte également un fruit dont l'ingestion peut causer la mort.

F. — La *lobélie à longues fleurs* qu'on nomme *mata cavallo*, contient dans sa tige et dans ses feuilles un suc laiteux, irritant et toxique. Si on se frotte la figure avec les mains imprégnées de ce suc, un véritable érysipèle en est la conséquence.

G. — Le suc du *rhus atra* appliqué sur la peau cause également une vésication intense et peut même produire une plaie profonde.

H. — Un très grand nombre de lianes sont également dangereuses. Une goutte sur la peau de celle, par exemple, qu'on nomme *bejuco* dans le pays, suffit pour produire une vaste plaie. Malheureusement leur étude est encore toute à faire.

CHAPITRE III

Hygiène.

C'est janvier l'époque la plus opportune pour débarquer dans l'isthme, parce qu'alors commence la saison sèche considérée comme la plus saine et qui, dans tous les cas, se supporte plus facilement que la saison pluvieuse.

Les premiers effets de la chaleur, nous l'avons déjà dit, provoquent un état de pléthore et d'excitation générale qui rend presque toujours le nouveau venu très et même trop entreprenant, et le pousse à affronter la fatigue sans précaution et sans mesure.

On ne devrait cependant pas oublier que cette première période d'excitation ne dure pas toujours, et qu'elle laisse après elle une langueur, une faiblesse, une dépression d'autant plus grandes qu'on aura davantage abusé de ses forces. Dès l'arrivée il faudra donc, quand même, se rendre esclave de l'hygiène, éviter la fatigue, celle de la chasse en particulier, se garantir contre le soleil, contre la pluie, contre le brouillard, ne pas faire de promenades à jeun, ne pas sortir la nuit ou de trop grand matin, accomplir rarement l'acte sexuel, cause puissante de débilité. « Les plaisirs sexuels ont tué plus d'hommes certainement que l'ivrognerie », a dit Celle, qui connaissait si bien les pays chauds. Plus tard, lorsqu'il se sera familiarisé avec le pays, quand le commerce des anciens lui aura appris à vivre de la vie commune, à envisager avec indifférence la présence constante d'un danger imaginaire ou vrai, le nouveau venu pourra alors se montrer moins rigoureux, essayer ses forces et voir ce dont il est capable.

Nous allons voir plus en détail toutes les chances heureuses qu'il peut faire figurer au bilan de son acclimatement.

§ 1.

Vêtement.

La première préoccupation de l'Européen qui arrive dans l'isthme est naturellement la façon de se vêtir.

La coiffure qui protège le mieux contre la chaleur solaire, est le chapeau de paille aux larges bords et le casque léger d'aloës, à bords suffisamment grands. Pour la saison des pluies le chapeau de feutre léger est excellent. A Panama même on attache moins d'importance au choix de la coiffure, parce qu'on emploie communément le parasol.

La chaussure est variable selon le point qu'on habite et les occupations qu'on a. En ville, c'est aux souliers en toile forte, blanche, lacés, à semelles un peu épaisses qu'il faut donner la préférence. Pour la saison des pluies, les bottines de cuir lacées et les bottes.

Sur la ligne, les employés du canal que leurs fonctions appellent sur les travaux, doivent porter des bottes pour ne pas s'exposer à la piqûre des serpents, des arachnides, des insectes, ou même aux plaies produites par les végétaux épineux et les lianes.

Le vêtement de dessous devra remplir un double but ; celui d'absorber la sueur et celui d'empêcher le refroidissement qui supprimerait la transpiration. La toile doit être proscrite d'une manière absolue parce qu'elle absorbe mal la transpiration et qu'elle n'entretient pas autour de la peau une température égale, et la prédispose au refroidissement.

La flanelle n'est pas davantage recommandable ; elle manque de spongiosité, de souplesse, elle irrite la peau, déjà rendue si sensible par la chaleur, elle prend une odeur désagréable et se

blanchit très mal, dans l'isthme plus spéciale-
ment. Le gilet et le caleçon de coton, au contraire,
remplissent toutes les conditions voulues et constituent un vêtement parfait, indispensable.

La chemise doit être également de coton pour
la ville. Sur la ligne, la chemise de flanelle en
couleur qu'on porte généralement n'a que le dé-
savantage de ne pas inciter suffisamment à la
propreté.

Il faut encore s'attacher à couvrir d'une manière spéciale les parties du corps les plus im-
pressionnables au refroidissement, c'est-à-dire
les organes abdominaux. Les Maures protègent
leur abdomen par une large ceinture de laine ; on
devra donc imiter cette excellente mesure d'hygiène, et on lui devra bien des fois d'être préservé
de coliques, de diarrhées, et même d'accidents
plus graves.

Quant aux vêtements extérieurs, ils sont généralement, à Panama, de drap léger, c'est une
concession faite aux convenances sociales ; mais
on s'empresse le plus souvent, d'ailleurs, de leur
substituer chez soi des mauresques en soie ou en
flanelle, qu'on se procure facilement dans le pays.
Au point de vue de la forme, c'est le veston qui
est le plus souvent adopté. Il doit pouvoir se bou-
tonner jusqu'en bas, de manière à permettre la
suppression du gilet.

Sur la ligne, où les convenances sont un peu une abstraction, le vêtement de coton ou de flanelle blanc ou gris doit avoir nos préférences. Durant la saison des pluies, c'est aux vêtements de laine qu'il faut recourir, parce qu'elle préserve le mieux du refroidissement produit par le contact de la pluie et de l'humidité. Pendant cette époque-là, du reste, un bon caoutchouc est en outre indispensable pour se garantir contre les pluies torrentielles.

Le lit en fer ou le cadre pliant sont les seuls qu'on doive adopter : le lit en bois sert de refuge à tous les insectes, et il est impossible d'en assurer la propreté ; enfin, le hamac doit être réservé pour les nuits d'insomnie. Si on use du pliant sans matelas, il est utile de placer directement sur la toile une épaisse natte de Chine pour éviter les refroidissements, et, s'il ne constitue pas ainsi une couche des plus confortables, il est du moins la plus fraîche. Les traversins et les matelas seront en crins ou en varech et très durs, la literie molle empêchant le sommeil. Pour les draps de lit et les couvertures, c'est encore au coton qu'il faudra recourir. Une moustiquaire assez large enveloppera complètement le lit, qu'on aura toujours soin de placer loin de la muraille pour éviter les animaux qui pourraient y courir.

§ 2.

Habitation.

Au début des travaux du canal, les employés avaient bien rarement la jouissance d'une habitation confortable. Sur la ligne, surtout, force leur était de chercher un refuge dans les habitations des indigènes, ranchos mal construits, étouffés, humides, partagés avec tous les animaux désagréables ou venimeux du pays. Composés de feuilles de palmier rassemblées et superposées en couche épaisse pour toiture, de morceaux de bambous réunis avec des lianes pour murailles, ces refuges ne conviennent guère qu'à des hommes primitifs.

Depuis, la Compagnie a fait établir partout des installations confortables, souvent même luxueuses, qui, si elles n'ont pas toujours été placées et orientées selon toutes les règles de l'hygiène, n'en sont pas moins agréables.

La plupart des types adoptés répondent assez bien aux exigences du climat. Ce sont des maisonnettes en bois, le plus communément à un rez-de-chaussée seulement, élevé sur des piliers en maçonnerie à 60 centimètres ou un mètre du sol, avec des vérandas extérieures, des fenêtres avec persiennes.

Ce que nous avons dit précédemment, en parlant de l'influence des vents, du sol et des miasmes, sur la salubrité d'une localité, fait comprendre les mauvaises conditions des habitations situées sur un terrain bas et humide, exposées à l'action des vents malsains ou à des bouffées d'effluves marécageux. Le sol devra donc être sec ou susceptible d'être asséché.

On sait, en outre, que des obstacles matériels arrêtent la propagation des miasmes; ainsi des bouquets d'arbres, des collines, des bâtiments élevés, peuvent préserver des localités voisines de marais. Il faut donc conserver les arbres autour des habitations.

Mais le point le plus important pour une habitation est d'éviter l'influence des miasmes paludéens. Par conséquent on écartera sa demeure le plus loin possible de la sphère d'activité des marais, on la placera sur les points de la localité les plus élevés; on aura égard à la direction des vents dominants, et on mettra les ouvertures de l'habitation du côté opposé aux miasmes, c'est-à-dire aux vents qui auront passé sur les marais. Enfin, comme nous venons de le dire, on accumulera entre ceux-ci et la maison des bouquets d'arbres élevés.

Les ouvertures devront être pourvues de vitres : c'est le seul moyen de préserver de l'humidité in-

fectieuse des nuits et de l'entrée des insectes ailés
et il faudra veiller à ce qu'elles soient bien fermées les nuits.

Chaque maison devra posséder son réservoir
d'eau pour les usages domestiques, les bains, et
les ablutions. Si on recueille, comme c'est la coutume dans l'isthme, les eaux pluviales, on veillera
à ce que la nature de la toiture ne puisse pas les
rendre impures.

L'habitude d'entourer les maisons de jardins
potagers est des plus condamnables. J'ai fait plusieurs fois observer à M. l'agent supérieur, à propos de l'hôpital, l'inconvénient pour les malades
du voisinage des terres meubles. Dans un rapport général à l'adresse de notre vice-président,
M. Ch. de Lesseps, au mois de mars 1883, lors
de son voyage à Panama, j'ai encore insisté avec
énergie pour que toutes les terres remuées autour
de nos salles fussent gazonnées, le gazon formant
sur le sol, une sorte de feutrage imperméable qui
empêche le passage des miasmes.

A partir du jour où M. le directeur général eut
satisfait à cette demande en faisant couvrir de
gazons les immenses talus de terre rapportée qui
entouraient les salles, les cas de fièvre paludéenne
contractée *in situ* diminuèrent sensiblement.

Enfin, toutes les habitations seront pourvues de
water-closets, convenablement installés, car il ne

faut pas l'oublier, dans les pays chauds, *initium sapientiæ timor constipationis*, comme disait le regretté professeur Lasègue.

§ 3.

Alimentation.

Nous dirons bien peu de choses de l'alimentation qui s'impose d'elle-même. On mange du mieux qu'on peut. Le bœuf et la volaille sont de bonne qualité, mais on n'a guère autre chose, et, trop souvent, il faut recourir aux conserves qui laissent beaucoup à désirer.

L'usage des végétaux herbacés est très nécessaire. Par leur cellulose, qui résiste au pouvoir dissolvant des sucs intestinaux de l'homme, ces substances constituent un résidu excrémentiel, très propre à prévenir, pour ainsi dire mécaniquement, la constipation habituelle de ces climats.

Somme toute, le régime qui convient le mieux à l'Européen sous les tropiques, est celui dont on use l'été dans les pays tempérés.

Il mangera des fruits sans en abuser. Les fruits sains sont la banane, la goyave, la papaye, la barbadine, le cachiman, la cherimoya, le corosal, l'avocat, la mangue, le mangot, la pomme de Cythère. Les fruits dont il faut craindre l'abus

sont : l'ananas, la noix de coco, l'orange, le ci-
tron, le tamarin, l'arachide, le melon, la pastèque,
la sapotille (Nielly).

Quand les fonctions digestives seront languissantes, on pourra réveiller leur action en joignant
aux aliments des condiments stimulants: le poivre,
le piment, le kari, le curcuma, le girofle, le gin-
gembre, la muscade, la cannelle, la vanille, mais
ce sera toujours en petite quantité pour ne pas
irriter le tube intestinal.

Dans l'isthme, il est actuellement fort difficile
de se procurer une eau potable qui ne soit pas
d'origine suspecte. Nous avons vu, en détail, à combien de maladies variées pouvait exposer l'ingcs-
tion d'eaux impures. Aussi, fait-on généralement
usage d'eaux minérales françaises.

Si on voulait boire l'eau du pays à défaut de
filtres convenables, il faudrait la faire bouillir
avant. Le vin de Bordeaux, tonique et astringent,
est indispensable.

Quant aux liqueurs alcooliques, il faut en pros-
crire sévèrement l'usage ; les cas où elles peuvent
être utiles sont trop rares pour mériter quelque
attention.

Et cependant que de désastres ne doit-on pas au
coktel ? sans compter l'absinthe, le vermouth, les
prétendus apéritifs, voire même le vin de quinquina. Et ces abus sont d'autant plus dangereux

que les liqueurs sont de qualité inférieure. Le *Ginger ale*, dont l'usage tend maintenant à se répandre, est de beaucoup préférable.

Il faut se garder surtout de prendre en quantité considérable à la fois des boissons froides, à cause du brusque refroidissement que cette ingestion peut déterminer. Pour faire usage de boissons fraîches, il faut du moins prendre quelques précautions : ainsi on ajoutera à l'eau quelque substance stimulante, un peu de vin, un peu de café, un peu d'alcool même ; on boira à petites gorgées, à la paille, à la bombilla, en conservant le plus longtemps possible dans la bouche le liquide avant de l'introduire dans l'estomac. On pourra encore faire précéder la boisson d'un aliment solide, car la vacuité de l'estomac rend plus graves les effets de l'ingestion d'un liquide froid. Après avoir bu frais, on ne s'abandonnera pas à une inaction complète, et si l'on est en marche, on ne se reposera pas, surtout à l'ombre, car la transition du chaud au froid serait encore plus à craindre.

Les boissons acidules : orangeades, limonades qui jouent un rôle antidigestif doivent être défendues. Parmi les boissons, le thé et le café sont d'une utilité incontestable dans les pays chauds ; aussi leur usage y est-il général. Stimulantes de l'estomac, ces substances excitent doucement les fonctions digestives languissantes ; stimulantes du système nerveux, elles combattent efficacement la dépression que la grande chaleur exerce sur l'organisme et lui procurent un sentiment de bien-être et de force, sans avoir aucun des inconvénients de l'alcool.

Mme de Sévigné, qui préférait Corneille à Racine, disait : « Racine passera comme le café ». — « Donc Racine ne passera pas », répliquaient les amateurs de café, si nombreux en France. Il est certain que le café est devenu une nécessité dans les pays chauds. Rufz le considère comme un préservatif des fièvres et un succédané de quinquina.

Dans l'Amérique du Sud, il est cependant remplacé par l'infusion de maté composée des feuilles et des tiges récentes d'un arbre originaire du Brésil et appartenant à la famille des illicinées (*ilex paraguayensis*). Il remplace, pour les populations du Brésil, du Paraguay, du Chili, du Pérou, de la Bolivie, le thé et le café. Cette boisson qui est très substantielle, permettrait, dit-on, aux péons de rester toute la journée sans manger ; mais ils boivent du maté en très grande quantité. Diverses personnes, surtout dans les villes, font du maté *leur nourriture presque exclusive ;* le fait s'observerait surtout chez les femmes, qui arrivent à absorber chaque jour dix ou douze tasses de maté. Tous les auteurs qui se sont occupés du maté s'accordent pour signaler son emploi comme *aliment d'épargne*, capable de fournir à lui seul les éléments d'un travail prolongé.

Plus nutritif que le café, le maté est aussi moins énervant. Et surtout, il est moins cher.

Le maté bien préparé se vend aujourd'hui de 7 à 10 fr. les 15 kilogrammes, rendu à Antonine, port d'embarquement du Parana, et chaque kilogramme peut fournir 40 litres d'infusion forte et amère, soit moins de 2 centimes pour un litre d'infusion.

En outre, le maté ne demande pas de frais de culture, et la préparation n'en est pas bien coûteuse. Aussi, l'emploi d'une telle boisson doit-elle être chaudement préconisée.

Récemment on a essayé en Angleterre, une nouvelle boisson de laquelle les journaux agricoles disent beaucoup de bien.

La fabrication de cette boisson est des plus simples : il suffit de jeter une forte pincée de farine d'avoine, dans 4 à 5 litres d'eau, de remuer le mélange, et c'est tout! l'eau blanchâtre ainsi obtenue, calme très bien la soif et de plus agit comme stimulant sur la *muqueuse* de l'estomac par les principes aromatiques que contient l'avoine.

Les ouvriers s'accoutument, paraît-il, très facilement à cette boisson, qu'on pourrait bien essayer à Panama.

§ 4.

Soins de propreté.

Dans les climats chauds, l'exhalation considérable de la peau accumule incessamment à sa surface des dépôts de matières organiques ou inorganiques; pour assurer le libre exercice des fonctions si importantes de l'organe cutané, il est indispensable de le tenir dans un état continuel de propreté.

Ces produits de l'excrétion de la peau, si on ne les enlève constamment, peuvent même être la cause de certaines dermatoses, de furoncles, d'anthrax, qu'on ne verra que rarement chez les personnes qui ont soin de débarrasser journellement la peau de ses souillures.

Toutefois, il faut bien se garder, quand on est au soleil, d'enlever par un lavage à l'eau fraîche la sécrétion sébacée qui protège le visage contre les rayons solaires. Un fort coup de soleil peut en être la conséquence.

L'hygiène de tous les peuples méridionaux a du reste reconnu la nécessité des soins de propreté, et la plupart des religions antiques les ont rendus obligatoires.

On ne saurait donc faire un usage trop fréquent de bains et, à défaut de bains, d'ablutions sur toute la surface du corps avec un *tub* et une *tutuma* selon la coutume du pays, et principalement ment sur les régions qui sont le siège d'une transpiration plus abondante.

L'eau froide est surtout avantageuse pour cet usage ; tout en nettoyant la peau, elle soustrait au corps une certaine quantité de calorique, diminue l'excitation nerveuse de l'organisme ; en un mot, modère puissamment l'influence de la température.

M. Rufz écrivait, en parlant de la Martinique : « Je suis si convaincu de l'utilité des bains froids dans notre climat pour remonter les constitutions, que je dirais d'eux ce que Sydenham disait de l'opium : « Je ne voudrais pas exercer la médecine si je n'avais pas les bains froids. » *Nolim praxim medicam exercere si carerem aqua frigida.* »

C'est une pratique condamnable que de prendre les bains froids ou faire des ablutions lorsque le corps est échauffé par le travail, la promenade à pied ou à cheval (1). Les heures les plus propices sont le matin et l'après-midi, après qu'on s'est reposé convenablement. Saint-Vel recommande aux nouveaux arrivants de prendre les premiers bains

(1) Plusieurs de nos amis ont dû, sans doute, des accès de fièvre à cette détestable pratique, contre laquelle je me suis vainement élevé.,

tièdes ; ils délassent mieux et calment l'éréthisme qui résulte d'un long séjour sur la mer, mais il ne faut pas s'y habituer.

§ 5.

Exercice.

L'exercice est une nécessité pour l'arrivant ; que ce soit à pied, à cheval ou en voiture, il lui en faut. Ce n'est que le matin après le lever du soleil, ou le soir au moment de son coucher, que les promenades sont salutaires ; mais on doit y apporter beaucoup de modération, pour ne pas transformer l'exercice en fatigue.

On devra surtout se défendre du soleil. Son influence a peut-être été exagérée jusqu'à présent, parce que l'on a souvent confondu ensemble les effets des diverses causes modificatrices qui agissent sur l'homme dans les pays chauds ; ce qui fait qu'on a imputé à l'action du soleil une foule d'affections dans l'étiologie desquelles il n'entrait que pour une faible part.

Mais, si l'on a exagéré cette action morbide de la radiation solaire, cependant il est certain qu'elle peut déterminer des accidents sérieux ; et cela est surtout visible chez les animaux, dont elle cause souvent la mort. Aussi fera-t-on bien de s'y soustraire autant que possible. L'insolation est souvent une cause *occasionnelle* de fièvres pouvant revêtir le caractère pernicieux, ou même de fièvre jaune.

Pour éviter son influence funeste sur les organes de la vue, il sera bon quelquefois d'employer des lunettes à teinte de fumée.

« L'exercice, dit Nielly, n'est pas dans les habitudes des races créoles et cela est très fâcheux, car le goût du repos et la coutume de la sieste qui, à tant de points de vue, leur sont funestes, font souvent des prosélytes parmi les nouveaux arrivants et conduisent directement à l'insomnie nocturne et aux troubles de la digestion. La sieste a ses partisans et ses détracteurs : il y a longtemps que, par expérience, je me suis rangé parmi ces derniers ; je suis donc dans le camp d'Armand Reclus lorsque, parlant des coutumes de l'Amérique centrale à propos du percement de l'isthme de Panama, il déclare que le premier devoir de l'homme qui veut conserver son énergie physique et morale, c'est de déclarer au hamac une guerre acharnée. Le dictateur qui décréterait l'auto-da-fé de tous les hamacs rendrait au pays panaménien le plus grand des services, car ici, le hamac, c'est l'ennemi. Je ne pense pas autrement, pour ma part, et j'étendrais sans hésiter cette proscription du hamac et de la sieste à tous les pays torrides. »

§ 6.

Prophylaxie

Parmi les moyens de préservation qu'on emploie dans les pays à malaria, se place la pratique traditionnelle de ne pas respirer l'air du dehors au commencement et à la fin du jour.

On sait que les émanations marécageuses suivent dans leur dilatation et leur condensation les variations de la température, ce qui fait que leur action diffère suivant les heures du jour ou de la nuit ; ainsi, c'est depuis le coucher du soleil jusqu'à son lever, c'est-à-dire alors que la température est la moins élevée, qu'ils sont le plus à craindre. Le refroidissement a condensé alors, sous forme de brouillards ou de rosée, les vapeurs atmosphériques qui, comme on sait, sont le véhicule des miasmes, et sous un petit volume.

Dans le milieu du jour, au contraire, par suite de la chaleur, les miasmes ont subi un mouvement d'expansion ou de dilatation et se sont en quelque sorte dissous dans l'atmosphère ; de plus, la grande activité de l'exhalation cutanée empêche leur absorption ou peut-être amène promptement leur élimination de l'économie.

Pour la nuit, on sait qu'on peut diminuer le

danger en se plaçant à quatre ou cinq mètres de hauteur. Dans les marais Pontins, en Grèce et en Roumélie, j'ai vu les gens qui dorment en été au milieu des campagnes s'édifier des plates-formes soutenues par de longues perches à une hauteur de quatre ou cinq mètres. C'est la même idée qui fait que dans l'isthme les habitants du pays placent leur lit sous la toiture même du rancho.

«Un autre moyen pratique, dit Tommasi-Crudeli, pour utiliser l'atténuation progressive de la virulence de l'air dans les couches atmosphériques superposées à la surface du sol, consiste à construire les maisons de façon à ne renouveler l'air des chambres qu'avec les couches atmosphériques qui sont à la hauteur du toit. Il existe dans la campagne de Rome quelques anciennes constructions rurales de ce genre. »

Les pavillons de l'hôpital, dont les fenêtres sont fermées avec des vitres, et qui ont, à leur partie supérieure, des ouvertures d'appel, rentrent dans cette dernière catégorie.

Il est également important de ne pas s'exposer à l'action des miasmes l'estomac vide, parce qu'alors le besoin de réparation met l'organisme dans des conditions favorables à l'absorption.

On a cherché encore à obtenir la préservation en administrant de petites doses de quinine. Cette pratique n'est pas sans inconvénient, à cause

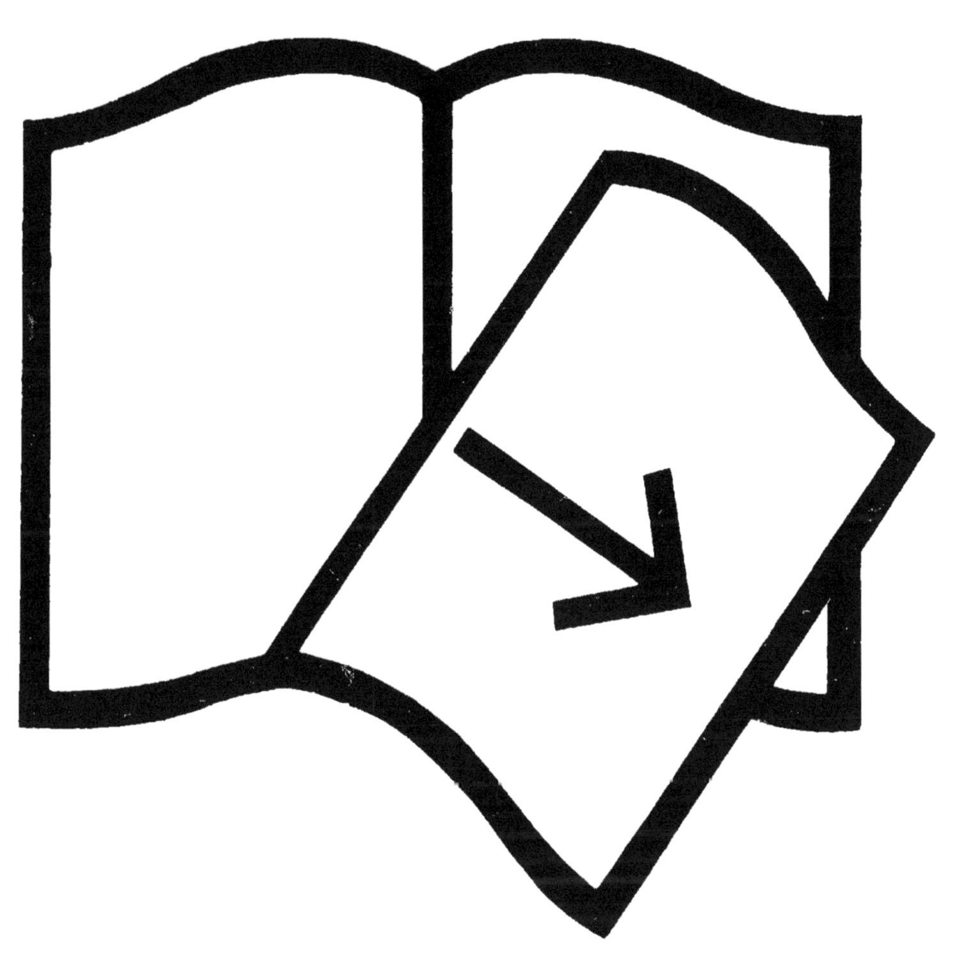

Documents manquants (pages, cahiers...)

NF Z 43-120-13

www.ingramcontent.com/pod-product-compliance
Ingram Content Group UK Ltd.
Pitfield, Milton Keynes, MK11 3LW, UK
UKHW022227120726
13694UKWH00002B/729